避免视而不见，见而不觉

标准
胃镜检查

主编 （日）细井董三
执笔 （日）东京都多摩癌症检诊中心消化科
主译 汪　旭　李昱骥　周建平

U0198521

辽宁科学技术出版社
·沈　阳·

Authorized translation from the Japanese language edition，
Entitled 見逃さない・見落とさない　スタンダード胃内視鏡検査
ISBN：978-4-260-00964-5
Edited by 細井董三
Written by 東京都多摩がん検診ヤンター消化器科

Published by IGAKU-SHOIN LTD.,TOKYO Copyright © 2009

All rights reserved.No part of this book may be reproduced in any form by any means,electronic or mechanical, including photocopying, recording or by any information storage retrieval system, without permission from IGAKU-SHOIN LTD.

Simplified Chinese Characters edition is published by LIAONING SCIENCE AND TECHNOLOGY PUBLISHING HOUSE,Copyright © 2013

©2013，简体中文版权归辽宁科学技术出版社所有。
本书由日本医学书院授权辽宁科学技术出版社在中国大陆独家出版简体中文版本。著作权合同登记号：06-2011 第 49 号。

版权所有·翻印必究

图书在版编目（CIP）数据

标准胃镜检查 /（日）细井董三主编；汪旭，李昱骥，周建平主译. —沈阳：辽宁科学技术出版社，2013.5（2024.9 重印）
ISBN 978-7-5381-7922-4

Ⅰ.①标…　Ⅱ.①细…　②汪…　③李…　④周…　Ⅲ.①胃镜检—基本知识　Ⅳ.①R573

中国版本图书馆 CIP 数据核字（2013）第 040289 号

出版发行：辽宁科学技术出版社
　　　　　（地址：沈阳市和平区十一纬路 25 号　邮编：110003）
印 刷 者：辽宁新华印务有限公司
经 销 者：各地新华书店
幅面尺寸：145mm×210mm
印　　张：5
字　　数：100 千字
出版时间：2013 年 5 月第 1 版
印刷时间：2024 年 9 月第 14 次印刷
责任编辑：郭敬斌
封面设计：袁　舒
版式设计：袁　舒
责任校对：李　霞

书　　号：ISBN 978-7-5381-7922-4
定　　价：58.00 元

联系电话：024-23284363
邮购电话：024-23284502
编辑联系方式：13840404767　guojingbin@126.com
http://www.lnkj.com.cn
本书网址：www.lnkj.cn/uri.sh/7922

前　言

　　本书是以准备开始学习胃镜检查的医生，刚刚学会想进一步提高的医生，以及已经有一定的胃镜检查经验但因为是按照自己的理解进行操作而缺乏信心的医生为主要对象，提示如何能安全地没有避免视而不见、见而不觉的操作手册。

　　内镜检查的优点是，通过内镜能够观察到目标部位黏膜的本来色调，直接研究病变。而且在确认病变时，必要的时候可以当场通过进行活检鉴别良、恶性，这也是很大的优点。近年来，内镜下的治疗方法也发展起来，止血处置、息肉切除、黏膜切除、内镜下手术等积极开展，对于微创疗法的普及有很大的贡献。

　　但是，为了发挥这些内镜检查的优点，首先必须要将内镜插入体内的目标部位。尽管最新的内镜既柔软又比较细，但是吞咽棒状的内镜即使是进行了咽部麻醉，从受检者的角度看，也伴有相当的不安和痛苦。如何减轻受检者的不安和痛苦，如何顺利地完成检查是操作者的一个课题。

　　首先，要对受检者详细说明内镜检查的目的和安全性，并得到认可。然后，为了安全并且充分地进行检查，除了要熟练掌握内镜的插入、操作技术，通过与受检者谈话而减轻他们的不安和痛苦也很重要的。

　　准备开始学习胃镜检查的人，在给他人进行检查之前，自己尝试接受一下胃镜检查，这对于理解受检查者心理状态、肉体痛苦的程度是最快的方法，一定要体会一下。

　　在进行胃镜检查前，还有一点是要了解的，就是即使是内镜也有盲点，它并不是万能的。

　　因为内镜可以在胃内直接观察，所以就认为不可能有漏掉的病变，但实际上，因为有时在胃的表面会附着胃液或泡状的唾液，有时蛇形的皱襞相互重叠，有时内腔屈曲，有不少难以观察的部位及很难发现的早期病变。

　　关心消化道的年轻医生们从胃的 X 线检查中脱离，一起开始进行内镜检查约有 20 年了，这其间，编者在各个单位见闻了内镜检查的实际情况，对观察、摄影法逐渐趋于简易化这一点深表忧虑。没有接受系统的指导，就按着自己的方式开始检查，这种到处是盲点的检查方法很多内镜医生都没有认识到。有对这种内镜检查的现状敲响警钟，改善这种状况的具体的技术指导书不是很好吗？在本着这种想法正准备开始一点一点写下原稿的时候，幸运地受到医学书院的窪田宏氏的版约，与多摩癌症检诊中心消化科的医生一起写成此书。

目前的内镜入门书，基本上是由内镜医生所著，尽管强调了内镜的有用性，对其误区则很少触及。对此，编者想从既有内镜检查同时又有多年 X 线检查的经验中，客观地把握内镜检查的优点及缺点。本书站在与 X 线检查的对比立场上看待内镜检查，为了让初学者容易理解，尽可能使用大量的照片来解说安全而且很少漏诊的内镜检查的要点。

如果本书能够使多数内镜医生受益，对内镜技术的提高多少有所贡献，则感到十分荣幸。

细井董三
2009 年 9 月

目　录

6　各部位摄影上的注意点　　　　　　　65

7　色素内镜应该怎样进行　　　　　　　77

8　活检的技巧　　　　　　　83

9　检查后应注意的事项　　　　　　　93

1 如何进行准备

❶ 内镜检查的适应证及禁忌证

从症状上看，怀疑上消化道有某种病变，或者没有症状而本人以定期体检为目的希望检查，或者在单位集体检查、体检时查出异常要求再次检查，以及已确认病变的存在，为了选择治疗方法，有必要进行精细检查是内镜检查的适应证。全身状况极其不好，肠梗阻、消化道穿孔，因呼吸、循环疾病进行内镜检查有危险时原则上是禁忌，只有当内镜检查的有用性超过危险性时才能允许施行。

❷ 知情同意

在进行内镜检查时，有必要对受检者说明内镜检查的必要性、方法、并发症的可能性，并取得同意，知情同意必须在检查前取得，不仅在口头上，必须还有说明书以及同意书。

❸ 检查前

a. 术前检查

按照《内镜清洗、消毒指南》（日本消化器内镜技师会安全管理委员会编，第 2 版）实施的单位，在内镜检查前不用必须进行感染症检查（乙型肝炎病毒抗原、丙型肝炎病毒抗体，梅毒反应的血清检查）。此外，为了安全地检查，为了掌握全身状况，有时也要进行验血、验尿、心电图检查等。

b. 检查前日

检查前日的晚饭要在晚上 9 点之前完成，此后禁止摄取一切食物，因为适当的水分（牛奶、果汁等能妨碍检查的液体除外）摄入能防止脱水，所以最好不要限制。而且常规服用的药物不一定非得停止，但是预定活检时，抗凝药、抗血小板药等有必要按照消化内镜学会的《消化内镜指南（第 3 版）》提前一定期间中止服用（华法林 3~4 日，阿司匹林 2 日，噻氯吡啶 5 日等）。

④ 检查当日

a. 饮食、饮水、药

检查当日禁止饮食，对适当的水分摄取不加以限制，除了高血压、脑梗死、心脏病等需要内服的药物以外，其他药物最好停止服用。

b. 问诊

为安全地进行胃镜检查，以下问诊是必需的。

- 当日的身体状况。
- 对用于咽部麻醉的盐酸利多卡因有无过敏。
- 有无作为解痉药使用的副交感神经阻滞药的禁忌疾病（心脏病、青光眼、前列腺肥大症等）。
- 有无内镜检查的危险性疾病：高血压、重症心脏病、脑血管病等。
- 有无颈部及脊椎的高度变形而阻碍内镜插入。
- 有无服用造成活检后出血止血困难的抗血小板药物（华法林、阿司匹林、噻氯吡啶、利马前列素片、二十碳五烯酸乙酯等）。
- 有无妊娠。

c. 前处置

①**解痉药的给予**：在检查前 5min，为了抑制胃和食道的蠕动与紧张以及胃液唾液的分泌，最好肌注解痉药，但对 70 岁以上的高龄者及患有青光眼、前列腺肥大症、心肌病、心律不齐者要控制使用。

②**蛋白酶 + 西甲硅油 + 碳酸氢钠 + 水的给予**：为了溶解胃中的黏液，使观察更容易，事先准备蛋白酶 MS® 0.5g+ 西甲硅油 1ml+ 碳酸氢钠 1g+ 水 50ml 组成的溶液，在检查前服用。

③**咽部麻醉**：咽部麻醉用 2% 的盐酸利多卡因胶浆 4ml 在咽喉深部含服 1~2min，然后吐出；或用 8% 的盐酸利多卡因喷雾剂在口腔内喷洒，在咽喉部含服 30s 吐出。如果咽下去的话，会使血中盐酸利多卡因的浓度增高，要注意给药量。

④**检查前：**进入检查室后，松开腰带，在检查台上左侧卧位，如果麻醉不充分，可用利多卡因喷雾剂追加咽部麻醉。让受检者咬住口垫后开始检查（参照 8 页图 3-5）。

2 使用什么样的内镜

在上消化道检查时，根据观察的部位及检查目的使用不同的内镜。下面讲述主要的机种及其功能特征。

① 前方直视镜 （泛用内镜，图2-1）

是在全国范围内使用最广泛的机种，最适于上消化道常规检查。前方直视镜能够详细观察咽喉部，所以能安全地插入内镜，而且因为食管是比较直的管状脏器，也容易观察，对早期食道癌的发现很有用。对胃部整体来说，能相对没有盲区地进行观察，难点是，由于胃体后壁容易成为切线方向，这个部位的小病变及凸凹变化少的病变容易漏诊。体部大弯侧能得到大范围的直视像，对于早期发现将来有可能发育、进展成革囊胃的未分化型Ⅱc型病变很有用。在十二指肠球部很容易观察，但乳头部的正面观察略有困难。

② 侧视镜 （图2-2）

因为咽部完全不能看见，进镜的要点是利用受检者的吞咽反射快速向没有阻力的方向推进，要掌握这个技术需要一定的经验。在食管只能看到食管下部的前壁，所以不适于食管的观察，但是对胃来说，以小弯侧为中心前壁及后壁都能在直视下近角度观察，盲点要比直视镜少，而且同直视镜相比，能够对病变进行类似手术标本肉眼形态的观察、摄影。特别是胃角部的小弯侧或后壁大于50mm以上的比较大的病变，有时如果不用侧视镜从胃体方向很难获取病变的全景，但对胃体的大弯侧观察则比前方直视镜要困难。

③ 前方斜视镜 （图2-3）

这种机型是作为具有直视镜和侧视镜中间功能的内镜开发的。

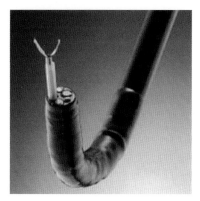

图 2-1　前方直视镜

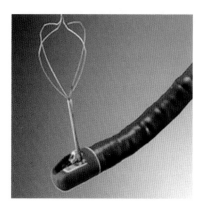

图 2-2　侧视镜

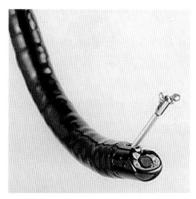

图 2-3　前方斜视镜

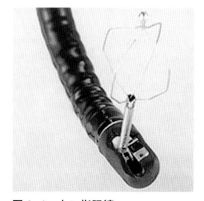

图 2-4　十二指肠镜

食管中部至下部的前壁病变，有时用直视镜观察比较困难，用前方斜视镜则很容易获取全貌。对胃体后壁的观察也比直视镜优越，但是进行活检时，由于活检钳的出处很难看到，操作有些困难。

④ 十二指肠镜 (图 2-4)

最近主要用于逆行性胰胆管造影，在上消化道的常规检查中不使用，用前方直视镜观察乳头部或活检困难时，有时会使用这种机型。

3 如何插入内镜

❶ 受检者的体位

受检者在上检查台之前，要摘掉眼镜和活动性义齿，将衣服和腰带松开，在检查台上左侧卧位，膝部轻度屈曲，全身放松，解除紧张状态（图3-1），调节枕头的高度，使头与颈部、躯干部成为一条直线，下颌略向前突出（图3-2）。

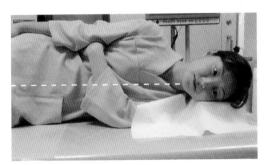

图3-1　受检者的体位（左侧卧位）

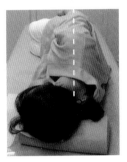

图3-2　从头侧看受检者的体位

❷ 内镜插入时的要点及注意点

首先在内镜插入前，要确认画面有无模糊，上下左右螺旋的活动性及内镜的可动范围，吸引及通气是否良好（图3-3，图3-4）等设备检查。

然后让受检者咬住塑料制的口垫（图3-5），一边看监视器的画面，一边缓慢地插入内镜。从口腔内、咽喉部到颈部食管是最难的地方，需要一定的技术。内镜先端一进入口腔内（图3-6），上打螺旋，沿着硬腭的正中线（图3-7）推进，就能看见悬雍垂（图3-8）。

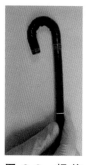

图 3-3　螺旋的确认

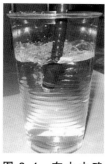

图 3-4　在水中确认通气

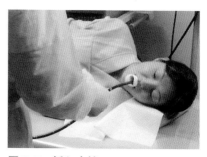

图 3-5　插入内镜

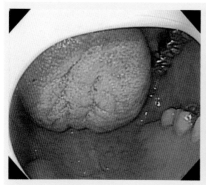

图 3-6　口腔内

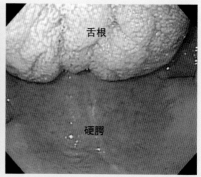

图 3-7　硬腭

　　在悬雍垂的下方通过后，继续进镜，很快就会见到会厌软骨，在其深处可以观察到 V 字形的喉头和白色的声带（图 3-9），一定要避免错误地从此处插入内镜。下咽部被这种 V 字形的喉头分隔成左、右两部分（图 3-10），下咽的中央部没有内镜插入的空腔，因此要看着右侧的喉头向下咽部的左侧进镜（图 3-11）。要是直接进镜的话，会进入梨状窝，应从喉头左下侧的间隙向 1~2 点方向进镜，这时会暂时出现盲区（图 3-12），上打螺旋推进，就会没有阻力地通过会厌，看见食管（图 3-13）。

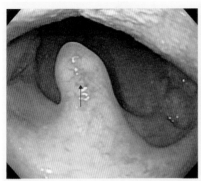

图 3-8　悬雍垂（↑）

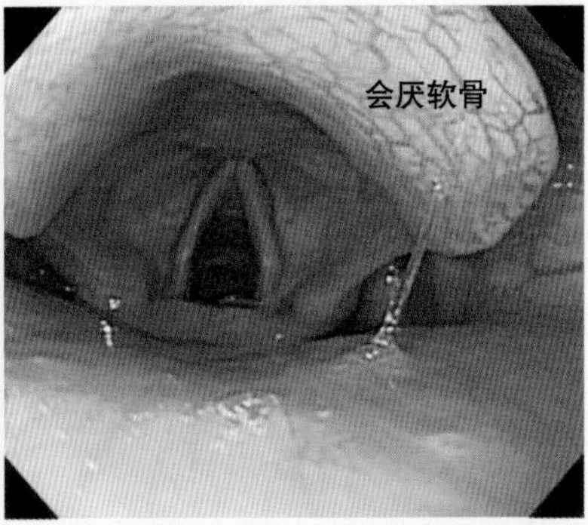

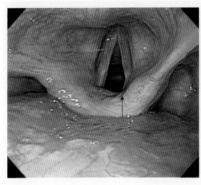

会厌软骨

图 3-9　中咽

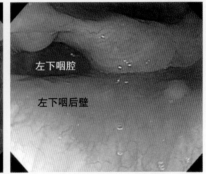

图 3-10　喉头（↑）

左下咽腔

左下咽后壁

图 3-11　左下咽后壁

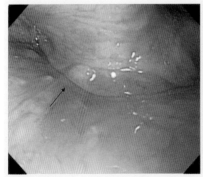

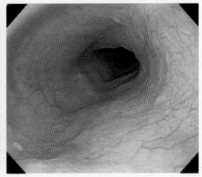

图 3-12　食管入口部（↑）

图 3-13　上部食管

食管入口的位置不好确认时，在喉头的左下侧用镜身先端部轻轻顶住，让受检者做吞咽动作，配合该动作推进，食管入口开放，多能顺利地插入食管。插入部位不清楚、镜身不能顺利插入时，最好不要强行插入。先退镜，让受检者放松一下，再进行一次充分的咽部麻醉，重新进镜。从喉头左背侧进镜困难时，可以试着从对侧的右背侧进镜。

即使内镜的先端插入食管内，因为颈部食管收缩很强，内腔几乎观察不到。继续进镜，进至距门齿 30cm 左右，边给气边确认内腔后，再退至距门齿 20cm 处，从该处开始仔细观察内腔，每 5cm 间隔进行观察，照像。

❸ 内镜的操作

左手持操作部，右手持镜身，左掌及无名指、小指紧握操作部，拇指在螺旋上，食指按吸引钮，中指按送气钮，指尖要能自由地操作（图 3-14，图 3-15）。如果手指能够到小螺旋，就用左手的中指或拇指操作，暂时用右手操作也可以。

内镜的操作，要通过左手的螺旋和右手的捻转来确保良好的视野，因此，左手要保持在容易操作螺旋的位置（图 3-16），右手把持在距先端 20~30cm 的部位，呈握手形（图 3-17），在进入食管内之前不要变换把持的部位。双脚站稳，采用腰部没有负担的姿势。

在食管内保持镜身，使前壁在 10~11 点方向，后壁在 4~5 点方向（图 3-18），如果不这样，取图后就无法判断病变所在的位置。

向胃内进镜时，如果直接进入，就会碰到贲门部后壁；如果一边上打螺旋一边逆时针旋转进镜，就不会盲目地进镜，而且能没有抵抗地插入。

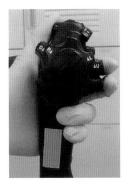

图 3-14 从侧面看操作部手指的位置

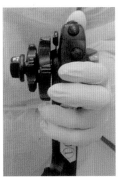

图 3-15 从正面看操作部手指的位置

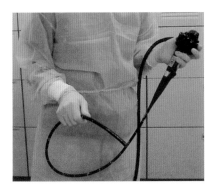

图 3-16 持镜的方法

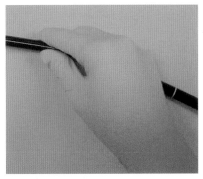

图 3-17 握手形持镜方法

　　通过贲门部进入胃内后，首先从上部向下部拍摄胃体，这时要保持大弯在 6 点方向来进行操作（图 3-19），然后用 J 形翻转在体部向上拍摄时，尽量保持使小弯从 5 点向 6 点方向移动（图 3-20），以小弯为中心，按小弯、前壁、后壁的顺序来拍摄。

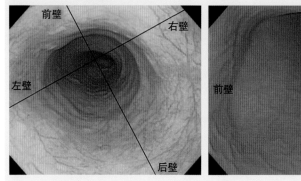

图 3-18　食管　　　　　　　　　　图 3-19　胃体部

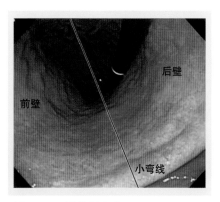

图 3-20　胃体部小弯

　　形成 J 形或 U 形的内镜在解除螺旋时，为了避免接触胃壁，在胃底向前壁侧或大弯侧回转，一边退镜，一边解除螺旋，就不会接触到胃壁。在观察残胃时也一样，因为在小弯处上打螺旋就会接触胃壁，所以先在前壁侧形成 J 形，然后再慢慢转向小弯、后壁为好。

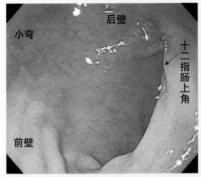

图 3-21 十二指肠球部

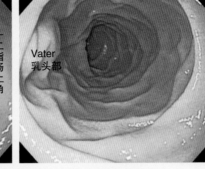

图 3-22 十二指肠降部

　　从十二指肠球部向降部进镜，在越过十二指肠上角时，一边向上打螺旋，一边向 3 点方向旋转进镜（图 3-21，图 3-22）。

　　如果能这样进行摄影，在复查或日后病例研讨会重新看图片时，不但能立刻知道所拍摄的图片是什么部位，还可以检查摄影不充分的部位。

4 正常情况下如何检查

① 咽部

    插入口腔时，如图4-1所示，在12点方向能看到舌，6点方向能看到硬腭及中央的悬雍垂。进一步进镜，如图4-2所示接近下咽后壁，中央有V字形的喉头，其深部可见倒V字形的声带，喉头的外侧有左右对称性的下咽腔，里面是囊状的梨状窝，到此就无法前进了。如果强行插入的话很容易引起穿孔。食管入口部在左下咽腔的喉头的左下侧呈闭锁状态的襞状（图4-3）。瞄准此处，轻轻上打螺旋，略向右捻转进入食管内。最近有用NBI（narrow band imaging）对咽癌、喉癌进行常规筛查的报道，特别是对既往有食管癌以及头颈部癌既往史者、嗜好吸烟饮酒者、高龄的男性者，在进镜时最好观察一下。退镜时观察也可，但由于有唾液干扰，不容易观察（图4-4，图4-5）。

② 食管

    通过咽部进入颈部食管，此处常常收缩比较强烈，在插入时观察内腔多比较困难，这样在退镜时，可以让受检者停止呼吸数秒钟，慢慢地一边退镜一边观察。通过颈部食道后，内腔就扩张得很好，容易观察。距门齿约25cm处10点方向，可见外部压迫内腔斜行突起的部分，这是左主支气管的压迫像（图4-6）。有时距门齿20~30cm的5点方向可以看到类似黏膜下肿物样的缓坡状瘤状隆起，有1个至数个沿长轴方向并列，这是胸椎的压迫像（图4-7）。

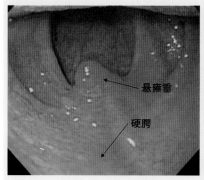

图 4-1　口腔内

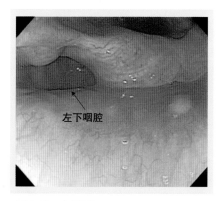

图 4-2　中咽、喉头及声带

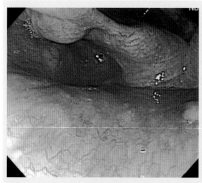

图 4-3　左下咽

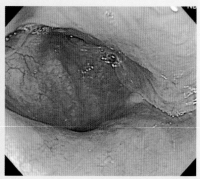

图 4-4　图 4-3 的 NBI 观察　　　图 4-5　图 4-4 的近距离像

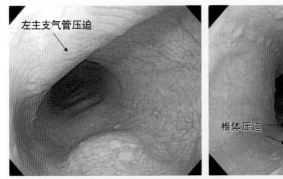

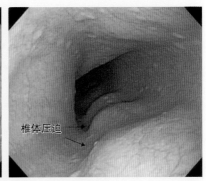

图 4-6　距门齿 25cm　　　　　　图 4-7　距门齿 22cm

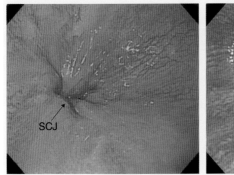

图 4-8　SCJ 附近的常规观察像（↑）　图 4-9　深吸气时的 SCJ 像（↑）

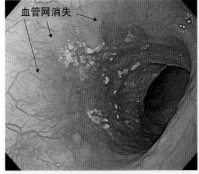

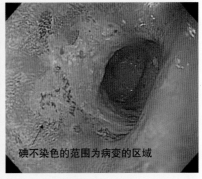

图 4-10　血管网消失　　　　　　图 4-11　碘染色

　　距门齿约 40cm 附近出现全周性略发红色的黏膜，这就是 SCJ（squamo-columnar junction）（图 4-8），在此处让受检者深吸气，然后屏住呼吸，SCJ 向食管侧移动，就容易观察了（图 4-9）。贴近食管黏膜可以观察到毛细血管呈网状，这种血管网有局限性的消失时就要怀疑是否有什么病变（图 4-10，图 4-11）。

❸ 胃

　　从食管通过 SCJ 及贲门部就进入了胃内，可以看到胃体小弯在 2 点方向，后壁在 5 点方向，大弯在 8 点方向，前壁在 11 点方向（图 4-12），在胃体大弯侧可见数条蛇形皱襞沿长轴方向平行走行，其上可见乳白色有时是泡状的胃液潴留，这时一定要清洗、吸引干净。

　　然后，保持内镜先端的正确方向，镜身一到胃角后缓慢退镜至胃体上部，这样大弯转至 6 点方向，矫正到正确的位置（图 4-13），胃体的观察就变得很容易。

　　镜身进一步向肛侧推进，内腔很快向右上方呈锐角弯曲，此处为胃角部（图 4-14），胃角小弯如果不将上螺旋打到头很难直视观察（图 4-15），越过胃角上打螺旋进镜就能看到胃窦部（图 4-16），胃窦部的前端有一个直径约 1cm 的开孔，这就是幽门环（图 4-17），幽门环至口侧 2cm 的范围是幽门管。

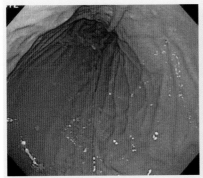

图 4-12 胃内插入时清洗前

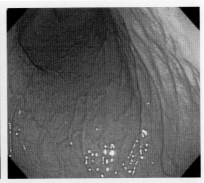

图 4-13 胃内清洗后

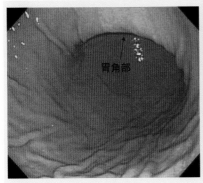

图 4-14 以体下部大弯为中心俯视图

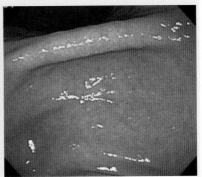

图 4-15 胃角小弯直视图

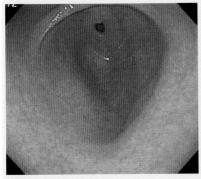

图 4-16 胃窦部

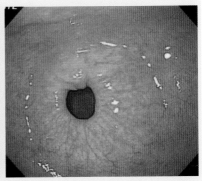

图 4-17 幽门环

④ 十二指肠

　　进一步推进，在通过幽门环时，如果进镜困难，可以让受检者屏住呼吸，这样就会变得容易，越过幽门环即是十二指肠球部。十二指肠溃疡基本上都发生在球部，而且由于球底部容易发生溃疡，一旦进入球部后要在不退出球部的情况下略向后退，下打螺旋，仔细观察狭窄的球内。球部大体上可以在 7~8 点方向观察前壁，10~11 点方向为小弯，1~2 点方向为后壁，4~5 点方向为大弯，图 4–18 中 7~8 点方向前壁有溃疡瘢痕，图 4–19 中 1~2 点方向后壁有活动性溃疡。

　　然后上打螺旋向 2~3 点方向进镜，越过十二指肠上角时顺时针轴向旋转镜身，胃镜就到了十二指肠降部，在此处注意不要退出胃镜，慢慢回拉，在降部 10 点方向可以确认主乳头（papilla Vateri major），在横行的 Kerckring 皱襞内，可见肛侧伴有纵行的小系带（图 4–20），副乳头（papilla Vateri minor）多在此处口侧附近 12 点方向（图 4–21）。

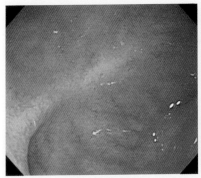

图 4-18 球前壁溃疡瘢痕

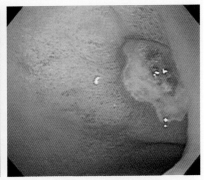

图 4-19 球后壁活动性溃疡

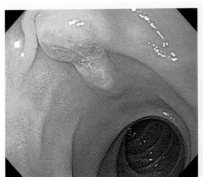

图 4-20 乳头部

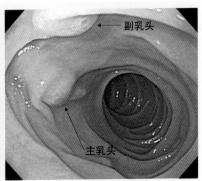

图 4-21 副乳头

5 按怎样的顺序进行观察、摄影

　　最近在年轻的医生中间，常用的上消化道内镜摄影是先在咽部摄影，然后进至 SCJ 拍 1 张图，之后直接进至幽门部，在此摄影后进行十二指肠球部、降部的摄影，然后一边退镜一边拍胃窦、胃体的图，翻转成 J 形，从胃体拍贲门部的图，最后胃镜一边退出一边按胃体大弯、食道的顺序摄影，结束检查。然而由于是在空气量较少的情况下摄影，胃体部的皱襞是重合状态。虽然这种摄影法对受检者来说痛苦较少，检查时间短，可能比较容易接受，但缺点是这种摄影法对胃体部及贲门部的观察、摄影不充分，容易将该部位的癌变漏诊。这种盲点很多的摄影法普及开来是非常危险的，必须用相对盲点少，没有视而不见、见而不觉的摄影法来替代。

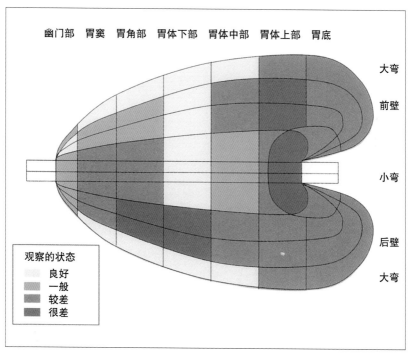

幽门部　胃窦　胃角部　胃体下部　胃体中部　胃体上部　胃底

大弯

前壁

小弯

后壁

大弯

观察的状态
良好
一般
较差
很差

图 5-1　内镜检查的观察状态

（东京都多摩癌症检诊中心与奥林巴斯研究部共同研究）

1 容易观察不良的部位

目前我国使用的胃镜的视野角度为 140°，尽管使用内镜的上下左右螺旋以及回旋镜身仍有观察不良的部位。了解了这些再来进行检查是非常重要的。为了在上消化道内镜检查中研究容易观察不良的部位，用内镜检查的动画和静止画，按胃的各部位把观察的状态分为 4 个阶段（良好、一般、较差、很差）进行解析，结果见图 5-1。

切线方向的部位（胃体的前、后壁），靠近时视野不清的部位（胃角至胃窦的后壁）有不易观察的倾向，此外，向下看贲门小弯时在切线方向，向上看时被镜身遮挡也不易观察，必须旋转镜身才能充分观察。

❷ 标准摄影法 （图5-2：①~㊺）

从图5-1的分析结果可以明确全国最普遍使用的内镜的盲点，为了克服这种内镜的弱点，防止癌的视而不见、见而不觉，制订了标准摄影法。

首先摄取咽部1张（①）。

食管从距门齿25cm开始，5cm间隔摄影1次，在食管胃结合部让患者像鼓起肚子那样深吸气，使食管胃结合部能在直视下摄影（②~⑥）。

在胃内首先从胃体上部向下部摄影，由于在胃体的上部、中部小弯侧不易观察，按后壁、大弯、前壁的顺序进行摄影（⑦~⑫），在胃体下部、胃体下部－胃角部，按后壁、大弯、前壁、小弯的顺序顺时针旋转摄影（⑬~⑳），然后摄影胃角大弯及小弯（㉑~㉒），胃窦部在大弯摄影后，摄影后壁、前壁，然后摄影幽门部（㉓~㉖）。

十二指肠如果没有异常所见的话，球部和乳头部各摄影1张，就足够了（㉗~㉘）。

然后，退镜摄影胃角内小弯（㉙）、后壁（㉚）、前壁（㉛），之后打满上螺旋，J形翻转从胃体下部至中部、上部，按序摄影（㉜~㊴），此时以小弯为中心，按小弯、前壁、后壁顺序，然后顺时针旋转，从大弯侧左翻转，呈U形摄影胃底（㊵），然后螺旋不动，逆时针方向回旋180°，摄影胃体上部后壁（㊶）。最后摄影贲门部小弯（㊷）。

解除U形翻转，退镜，在开始进镜时向下摄影胃体观察不充分的胃体中部大弯（㊸）摄影1次，然后在距门齿20cm（㊹）、15cm（㊺）的颈部食管摄影，检查结束。

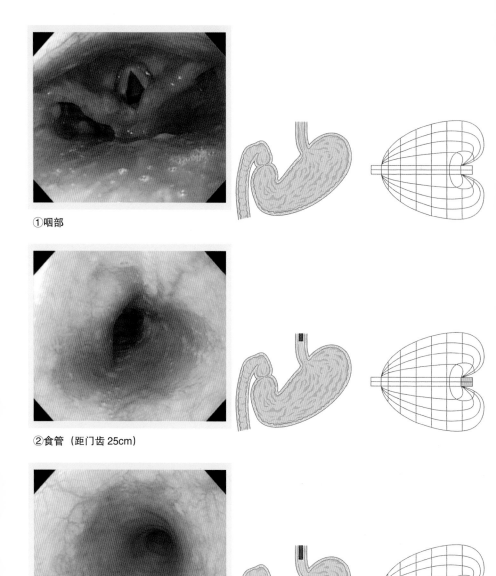

①咽部

②食管（距门齿 25cm）

③食管（距门齿 30cm）

图 5-2 标准摄影法

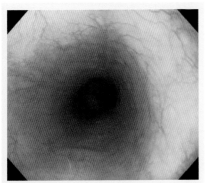 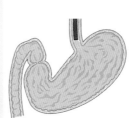 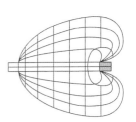

④食管（距门齿 35cm）

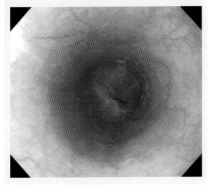 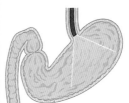 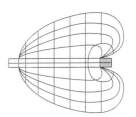

⑤食管（距门齿 40cm）

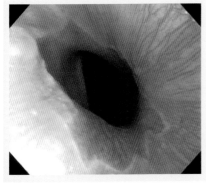 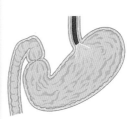 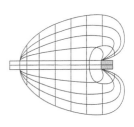

⑥食管胃结合部

图 5-2 标准摄影法（续）

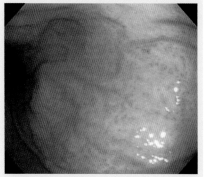 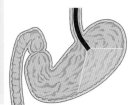 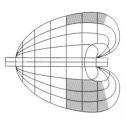

⑦胃体上部后壁

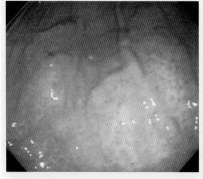 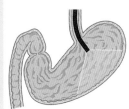 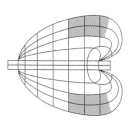

⑧胃体上部大弯

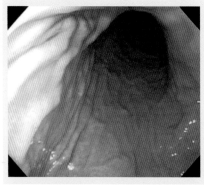 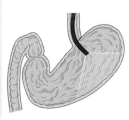 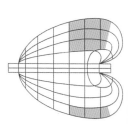

⑨胃体上部前壁

图 5-2　标准摄影法（续）

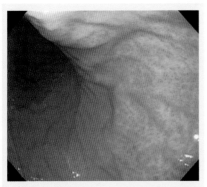 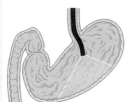 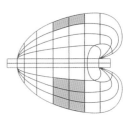

⑩胃体中部后壁

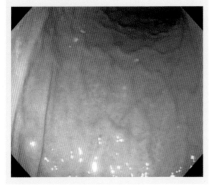 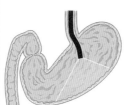 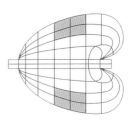

⑪胃体中部大弯

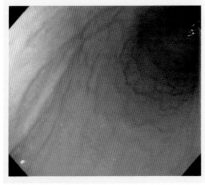 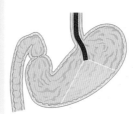 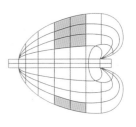

⑫胃体中部前壁

图 5-2　标准摄影法（续）

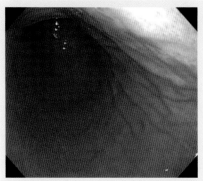 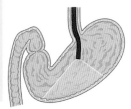 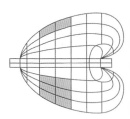

⑬胃体下部后壁

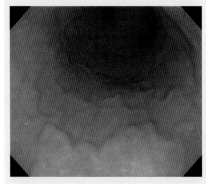 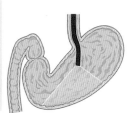 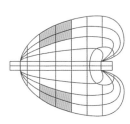

⑭胃体下部大弯

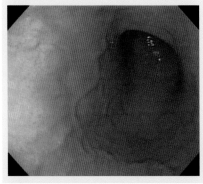 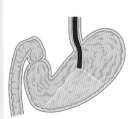 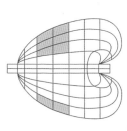

⑮胃体下部前壁

图 5-2 标准摄影法（续）

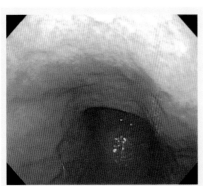 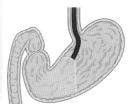 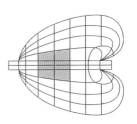

⑯胃体下部小弯

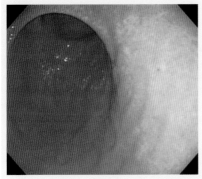 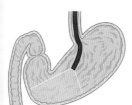 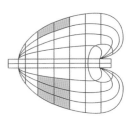

⑰胃体下部–胃角部后壁

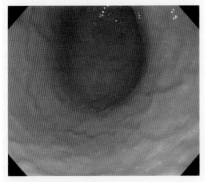 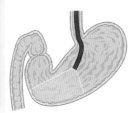 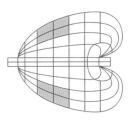

⑱胃体下部–胃角部大弯

图 5-2 标准摄影法（续）

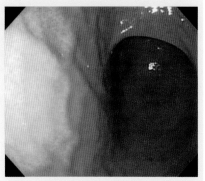 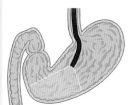 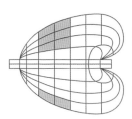

⑲胃体下部–胃角部前壁

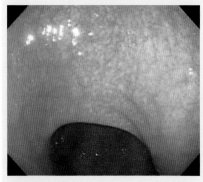 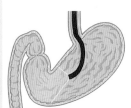 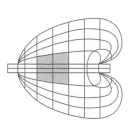

⑳胃角上小弯

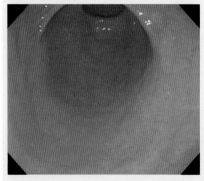 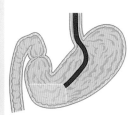 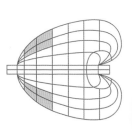

㉑胃角大弯

图 5-2　标准摄影法（续）

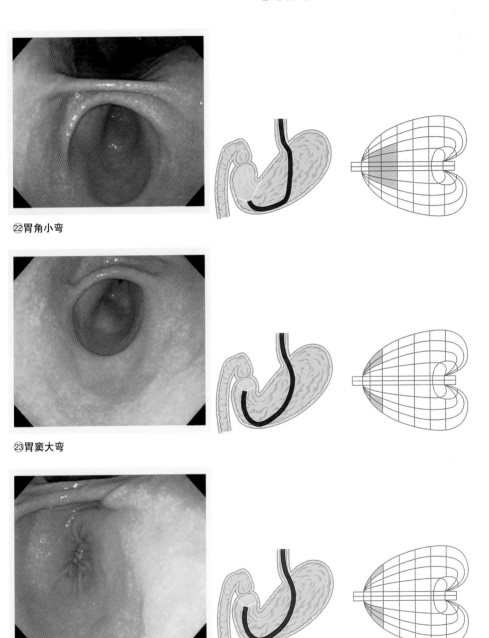

㉒胃角小弯

㉓胃窦大弯

㉔胃窦后壁

图 5-2　标准摄影法（续）

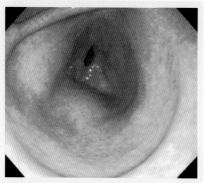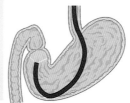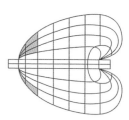

㉕胃窦前壁

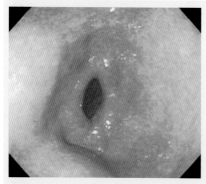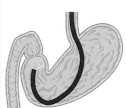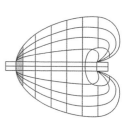

㉖幽门部

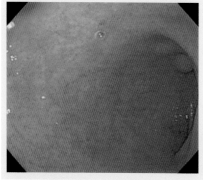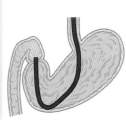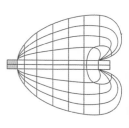

㉗十二指肠球部

图 5-2 标准摄影法（续）

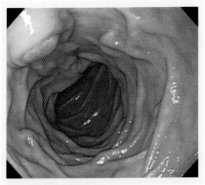 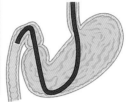 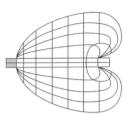

㉘十二指肠乳头部

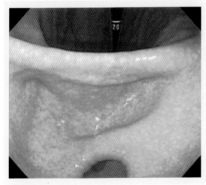 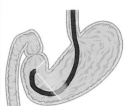 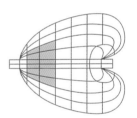

㉙胃角内小弯

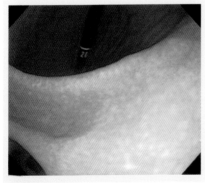 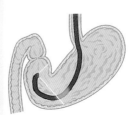 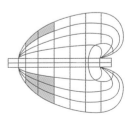

㉚胃角内后壁

图 5-2 标准摄影法（续）

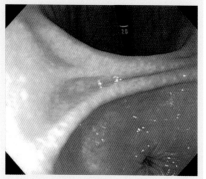 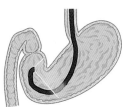 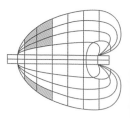

㉛胃角内前壁

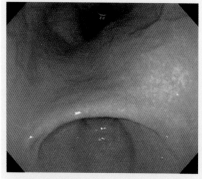 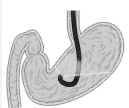 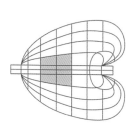

㉜胃体下部小弯

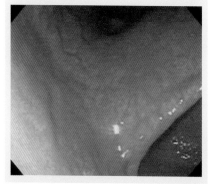 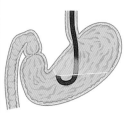 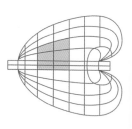

㉝胃体下部前壁

图 5-2　标准摄影法（续）

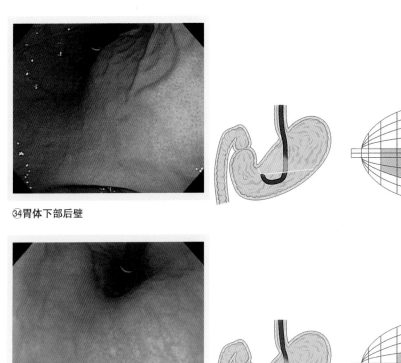

㉞胃体下部后壁

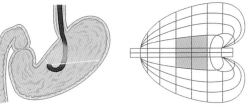

㉟胃体中部小弯

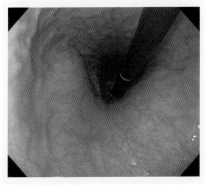

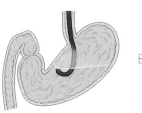

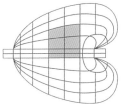

㊱胃体中部前壁

图 5-2 标准摄影法（续）

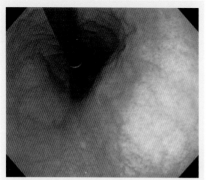 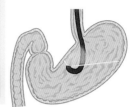 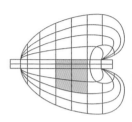

㊲胃体中部后壁

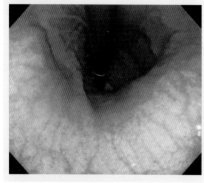 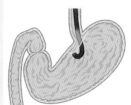 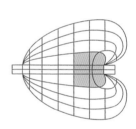

㊳胃体上部小弯

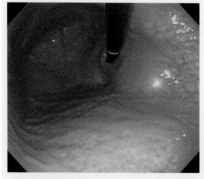 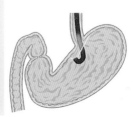 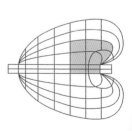

㊴胃体上部前壁

图 5-2   标准摄影法（续）

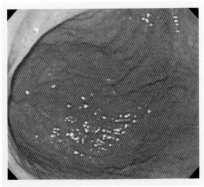 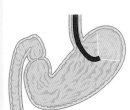 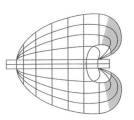

㊿胃底

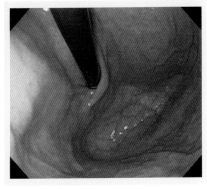 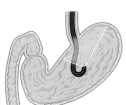 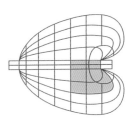

㊶胃体上部后壁

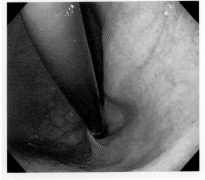 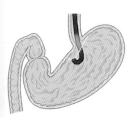 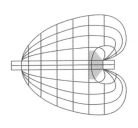

㊷贲门部小弯

图 5-2　标准摄影法（续）

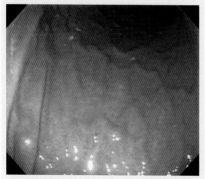 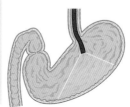 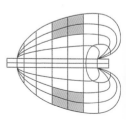

㊸胃体中部大弯

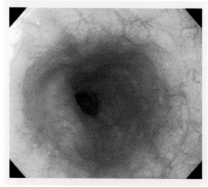 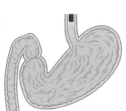 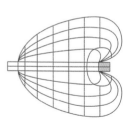

㊹食管（距门齿 20cm）

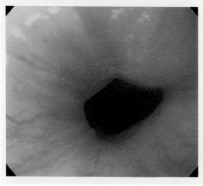 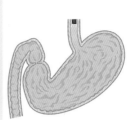 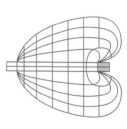

㊺食管（距门齿 15cm）

图 5-2　标准摄影法（续）

❸ 对咽反射强烈的受检者的摄影法 （变法 1）

年轻的受检者或肥胖的男性受检者在胃镜刚进到咽部时就会引起强烈的呕吐反射，这时为了顺利地进行检查最好稍微改变一下摄影顺序。

摄影咽部和食管后，在少量空气充满条件下，进行从胃角部到胃窦的摄影，然后摄影十二指肠，返回到胃内时因为反射减轻了，追加空气，从标准摄影法的胃角内小弯（图 5-2㉙）开始摄影就可以了，到胃底后解除 J 形翻转，摄影剩下的胃体下部 – 胃角部至胃体上部，最后摄影颈部食管，结束检查。

❹ 简易摄影法 （变法 2） （图 5-3：①–㉚）

在短时间内要完成多件内镜检查的对象，在时间上按照标准摄影法实施比较困难，这时可推荐下面的简易摄影法。

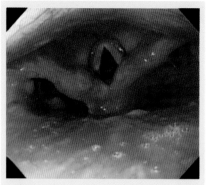 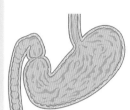 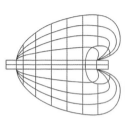

①咽部

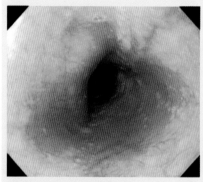 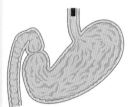 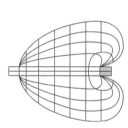

②食管（距门齿约 25cm）

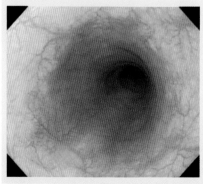 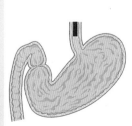 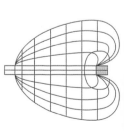

③食管（距门齿约 30cm）

图 5-3　简易摄影法（变法 2）

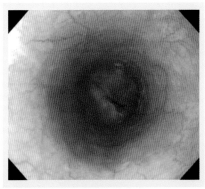 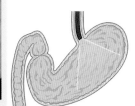 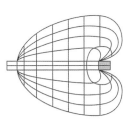

④食管（距门齿约 40cm）

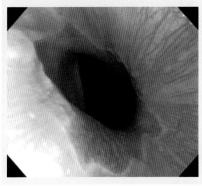 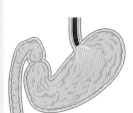 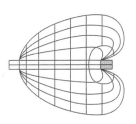

⑤食管胃结合部

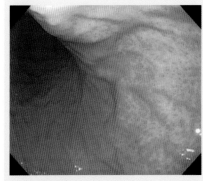 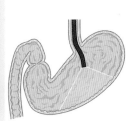 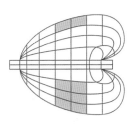

⑥胃体中部后壁

图 5-3　简易摄影法（变法 2）（续）

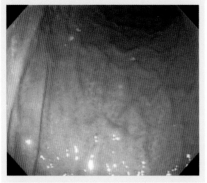 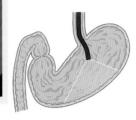 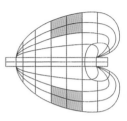

⑦胃体中部大弯

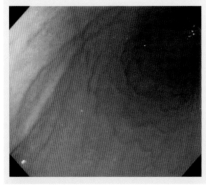 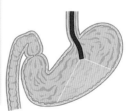 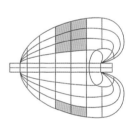

⑧胃体中部前壁

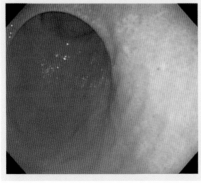 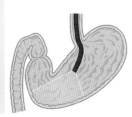 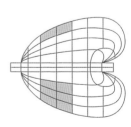

⑨胃体下部后壁

图 5-3　简易摄影法（变法 2）（续）

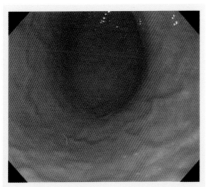 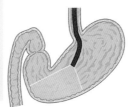 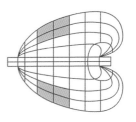

⑩胃体下部大弯

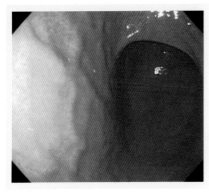 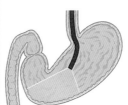 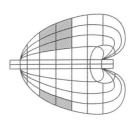

⑪胃体下部前壁

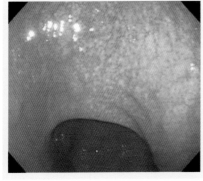 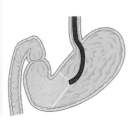 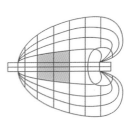

⑫胃体下部小弯

图 5-3　简易摄影法（变法 2）（续）

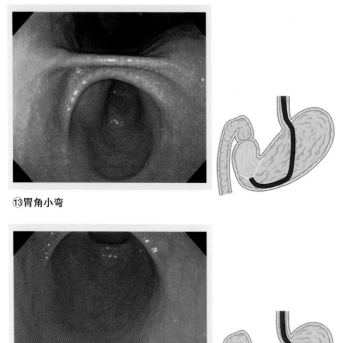
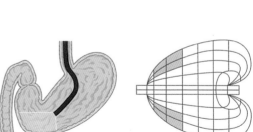

⑬胃角小弯

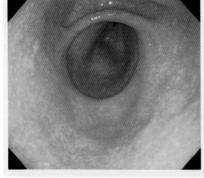
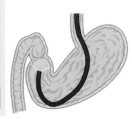
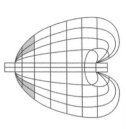

⑭胃角大弯

⑮胃窦

图 5-3　简易摄影法（变法 2）（续）

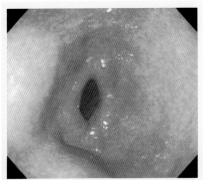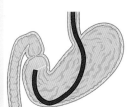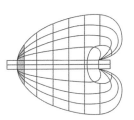

⑯幽门部

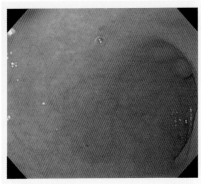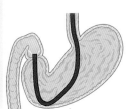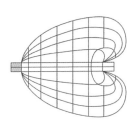

⑰十二指肠球部

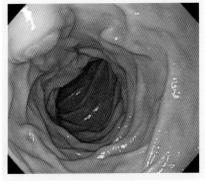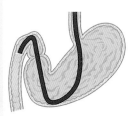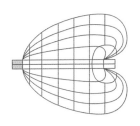

⑱十二指肠乳头部

图5-3　简易摄影法（变法2）（续）

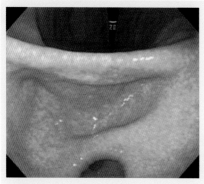 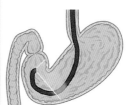 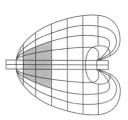

⑲胃角内小弯

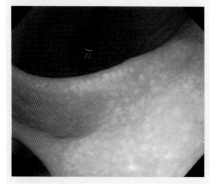 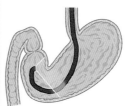 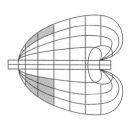

⑳胃角内后壁

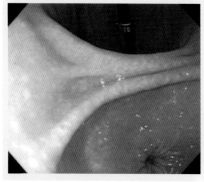 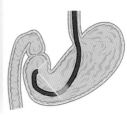 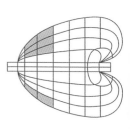

㉑胃角内前壁

图 5-3　简易摄影法（变法 2）（续）

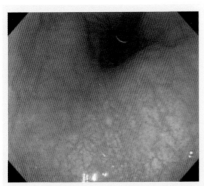 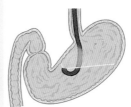 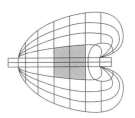

㉒胃体中部小弯

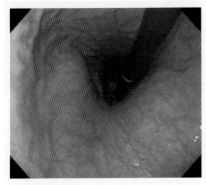 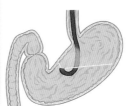 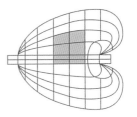

㉓胃体中部前壁

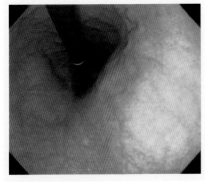 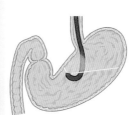 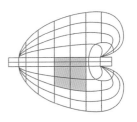

㉔胃体中部后壁

图 5-3 简易摄影法（变法 2）（续）

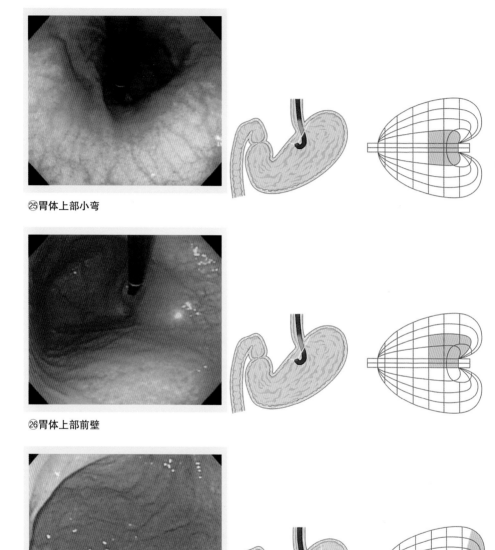

㉕胃体上部小弯

㉖胃体上部前壁

㉗胃底

图 5-3 简易摄影法（变法 2）（续）

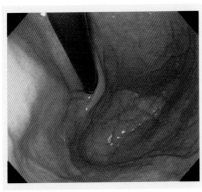 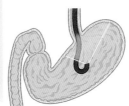 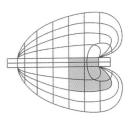

㉘胃体上部后壁

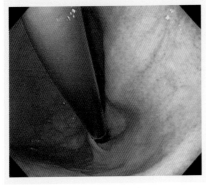 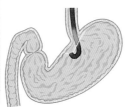 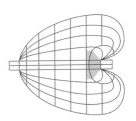

㉙贲门部小弯

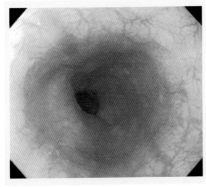 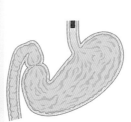 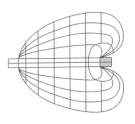

㉚食管（距门齿约 20cm）

图 5-3　简易摄影法（变法 2）（续）

⑤ Billroth-I 式术后胃的摄影法 (图 5-4：①~㉕)

检查残胃时，首先要想到胃切除并发食管癌的几率很高，要注意观察食管，其次由于残胃的癌的残留再发部位，是吻合部与缝合部，对这些部位要带着避免漏诊的思想进行观察、摄影。胃上部的观察有必要用 J 形翻转，但是由于残胃管腔狭窄，J 形翻转不是从小弯侧开始，而是从前壁侧开始打满大螺旋推进，这样就能不损伤胃黏膜完成 J 形翻转。

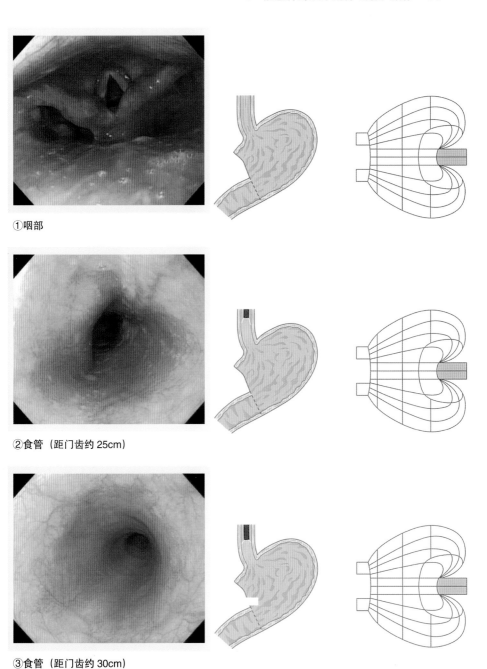

①咽部

②食管（距门齿约 25cm）

③食管（距门齿约 30cm）

图 5-4 Billroth-I 式术后胃的摄影法

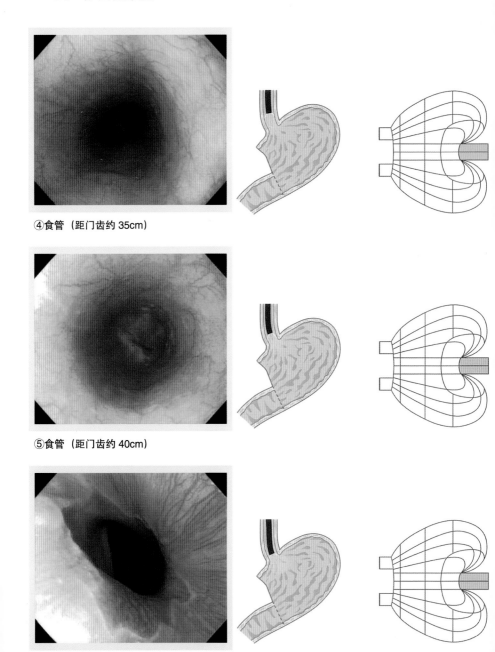

④食管（距门齿约 35cm）

⑤食管（距门齿约 40cm）

⑥食管胃结合部

图 5-4　Billroth-I 式术后胃的摄影法（续）

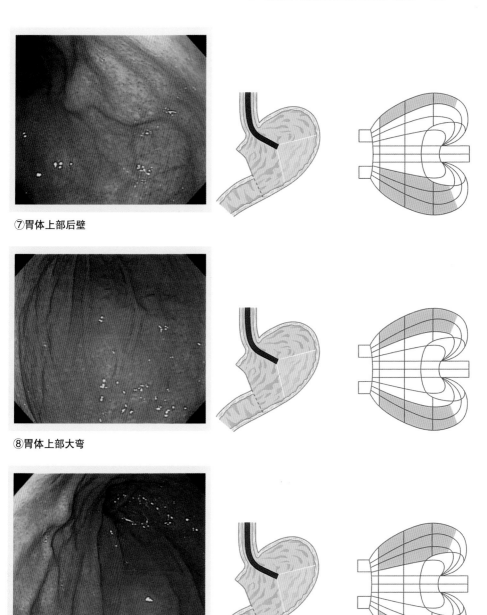

⑦胃体上部后壁

⑧胃体上部大弯

⑨胃体上部前壁

图 5-4 Billroth-I 式术后胃的摄影法（续）

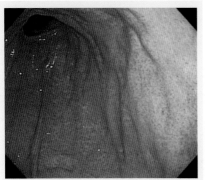 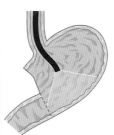 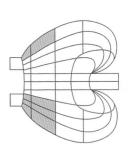

⑩胃体中部后壁

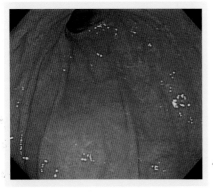 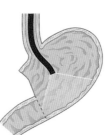 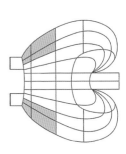

⑪胃体中部大弯

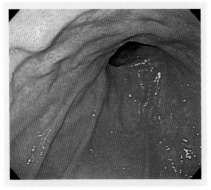 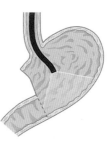 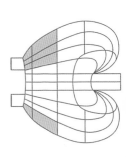

⑫胃体中部前壁

图 5-4　Billroth-I 式术后胃的摄影法（续）

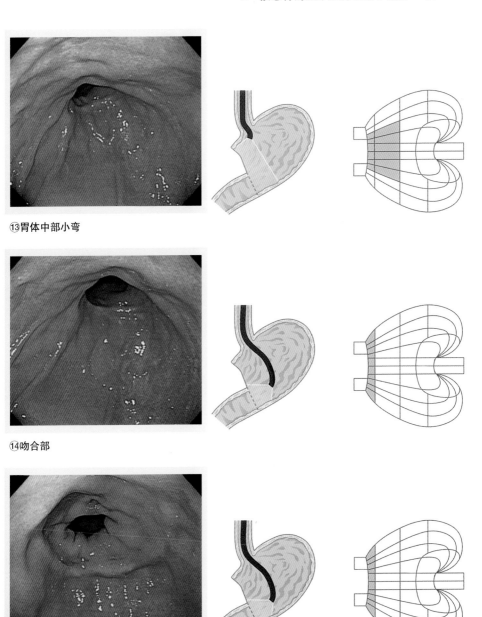

⑬胃体中部小弯

⑭吻合部

⑮吻合部

图5-4 Billroth-I式术后胃的摄影法（续）

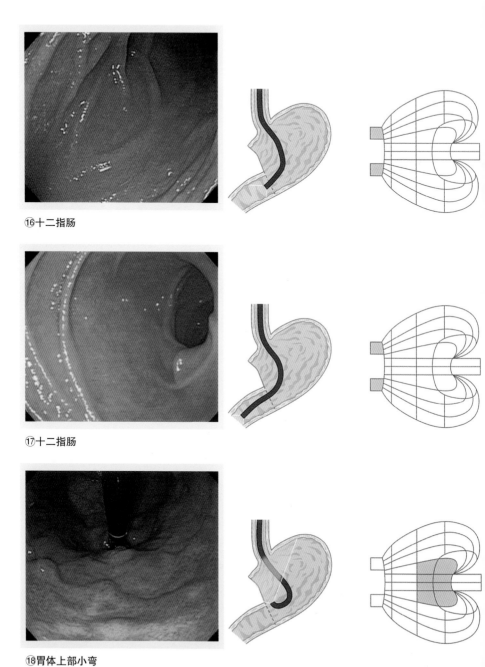

⑯十二指肠

⑰十二指肠

⑱胃体上部小弯

图 5-4 Billroth-I 式术后胃的摄影法（续）

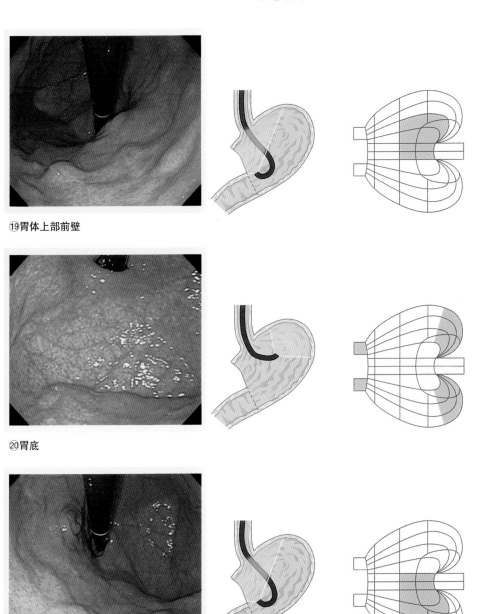

⑲胃体上部前壁

⑳胃底

㉑胃体上部后壁

图 5-4　Billroth-I 式术后胃的摄影法（续）

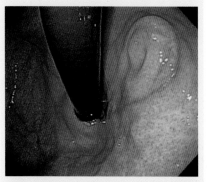 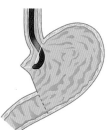 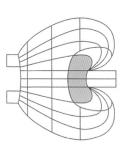

㉒贲门部小弯

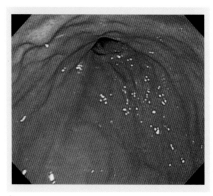 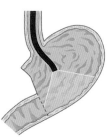 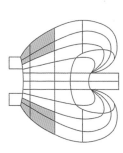

㉓胃体中部大弯

图 5-4 Billroth-I 式术后胃的摄影法（续）

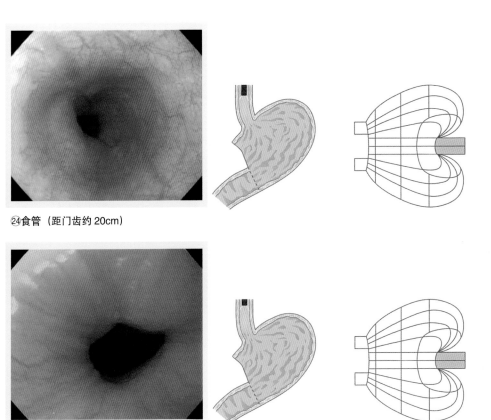

㉔食管（距门齿约 20cm）

㉕食管（距门齿约 15cm）

图 5-4　Billroth-I 式术后胃的摄影法（续）

⑥ Billroth–II 式术后胃的摄影法 (图 5-5：①~③)

　　食管 – 胃的摄影法同上述的 Billroth–Ⅰ 式的情况一样，Billroth–Ⅱ 式术的后胃，残胃癌发生率最高的部位是吻合部，其中的一个原因是，有报道认为胃吻合部所见的黏膜下肿瘤样隆起，即所谓的 GCP（gastritis cystica polyposa）作为癌前病变很重要，有必要特殊注意观察。在 Billroth–Ⅱ 式要清晰摄影输入袢和输出袢，这也是非常重要的。

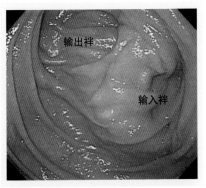
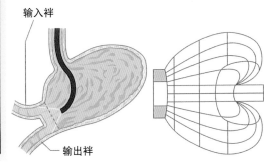

①十二指肠

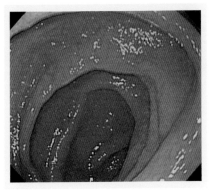
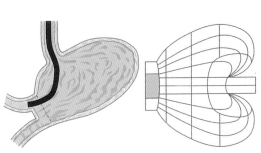

②输入袢

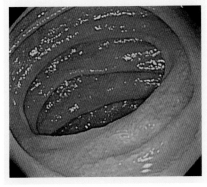
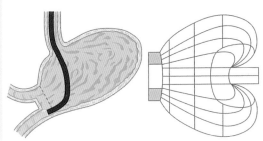

③输出袢

图 5-5　Billroth-Ⅱ式术后胃的摄影法

6 各部位摄影上的注意点

❶ 咽部

近年，随着内镜设备的改良，咽部微小病变的发现也不少。

在咽部，首先要一边确认在左咽腔喉头左下方的食管入口一边进镜，不理解这个部位的解剖就进镜，误将镜身进至梨状窝有造成咽喉部损伤的危险（参照 16 页图 4-2）。

❷ 食管

在食管内，常附有黏液或唾液，因为黏膜表面被覆盖，像黏膜癌这样微小病变的发现肯定不容易（图 6-1），因此在观察食管时，首先进行黏膜面的冲洗是非常重要的（图 6-2）。在 50ml 注射器内装上温水，从钳道口使劲注入来进行清洗，如果使用专用的清洗机（图 6-3），清洗就会变得简单。

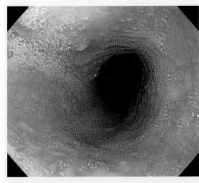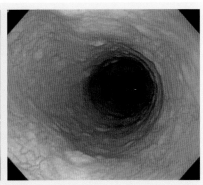

图 6-1　清洗前　　　　　　　图 6-2　清洗后

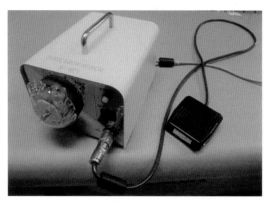

图 6-3　东亚 DKK 公司制造的清洗机：喷水器

　　然后，原则上保持前壁在 10~11 点方向，后壁在 4~5 点方向，左侧壁在 7~8 点方向，右侧壁在 1~2 点方向，进行观察、摄影。如果不按照这个原则进行摄影，在今后复查或会议上重新观察内镜图像时，就会分辨不清是在什么部位照的图片。如果呕吐反射强烈，在退镜时观察也可以，但是增加了内镜擦过黏膜造成人为的发红或出血的可能性。所以尽量在进镜时进行观察。在颈部食管常有异位性胃黏膜（参照 107 页图 13-1，图 13-2），退镜时有必要注意观察。

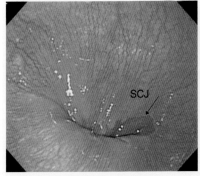 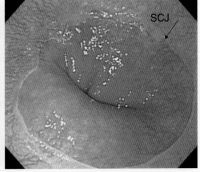

图 6-4 SCJ 的观察：吸气前   图 6-5 SCJ 的观察：吸气后

③ 下部食道—贲门部

从食道向贲门部摄影时必须确认有无 SCJ 的异常再摄影，缺少这个环节，就有漏掉轻度的反流性食道炎、微小的贲门部癌、SSBE（short segment barrett esophagus）内腺癌的危险。常规地给气观察 SCJ 很困难（图 6-4），这时让受检者缓慢地深吸一口气，使腹部膨隆，这样 SCJ 向食管侧移动，观察起来就会变得容易（图 6-5）。

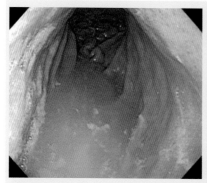

图 6-6　清洗前　　　　　　　　　　图 6-7　清洗后

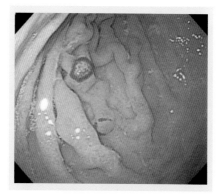

图 6-8　黏膜吸引造成的发红、出血

④ 胃

　　到达胃内后，首先要注意防止内镜接触胃黏膜，同送气观察食管时一样进行胃内清洗。即使是禁食，胃内也有泡沫或黏膜液附着在黏膜面，有时用水冲洗很困难（图 6-6）。附着物去除困难时，增加水压或缓急交替用水冲洗能将大多数附着物冲洗掉，但是如果冲洗过猛，易出血性的病变就会发生出血，要加以注意。

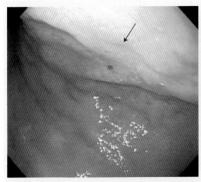 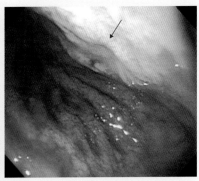

图 6-9 胃体上部后壁的常规观察 图 6-10 图 6-9 的靛胭脂染色像
(OⅡc，SM₂)

把胃全部用水充分冲洗后，进行胃内观察（图 6-7），图为冲洗用的液体潴留在胃体上、中部的大弯侧，吸引时要注意防止损伤黏膜面（吸引斑：吸引黏膜引起的环状发红或出血，图 6-8）。因为向下打螺旋进行吸引比较费力，让内镜向下直观，然后逆时针旋转，将潴留在胃体上部大弯的清洗液吸引。这时，如果先将清洗液上漂浮的黏液及浮游物吸走就能快速有效地清洗吸引。同观察食管一样，如果胃内不充分清洗，就有漏掉重大病变的危险。

a. 胃体上部

胃体上部后壁，即使用 J 形翻转也很难观察，最好养成内镜从食管进入胃内后，立即向下打螺旋，以内镜为轴向右旋转镜身进行观察摄影的习惯（图 6-9，图 6-10）。

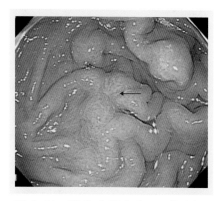

图 6-11　胃体上部大弯：○Ⅱc型
SM 癌（未分化型）常规观察，充气
量较少像

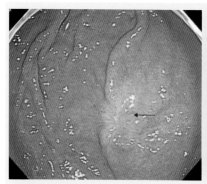

图 6-12　图 6-11 充气后伸展像

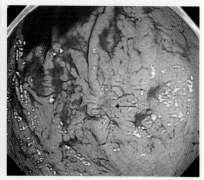

图 6-13　图 6-12 靛胭脂黏膜喷洒像

b. 胃体部

胃体部的观察。摄影最好要保持大弯侧在 6 点方向，小弯侧在 12 点方向，前壁和后壁在 9 点和 3 点方向左右对称的位置来进行（参照 12 页图 3-19），这样就可以没有盲点地观察胃体全部，防止漏诊。胃体上部大弯用 U 形翻转观察比较困难，进镜时向下打螺旋就可以充分观察（图 6-11 至图 6-13）。

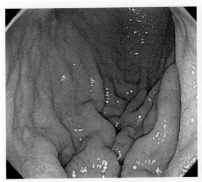 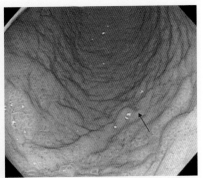

图 6-14　胃体下部大弯：Ⅱc型SM
癌（未分化型），空气量较少的常规
观察像

图 6-15　图 6-14 空气量较多后的
伸展像

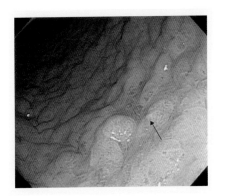

图 6-16　图 6-15 的近距离像

　　此外，胃体大弯的皱襞呈蛇形重叠，皱襞间的观察很困难，因为易漏
掉将来可能发展为革囊胃的Ⅱc型早期癌，必须充分进气，使大弯的皱襞扩
张后再进行观察（图 6-14 至图 6-16）。

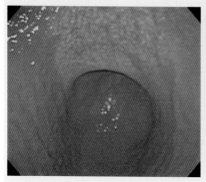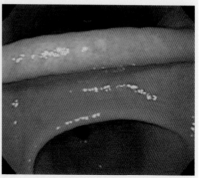

图 6-17　胃角的下视像　　　　　　图 6-18　胃角的正面像

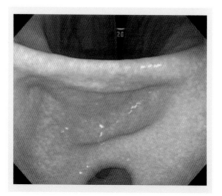

图 6-19　同部位胃窦的上视像

c. 胃角部

　　胃角是癌和溃疡的好发部位，也是正面观察困难的部位，当过于接近胃角小弯观察困难时，让受检者呼气，保持距离则容易观察。胃角部从上方看的下视像（图 6-17）、从正面看的正面像（图 6-18）和从胃窦看的上视像（图 6-19）这 3 个方向的观察。摄像是重要的，而且胃角后壁的观察困难，易成为盲点，一定要事先考虑到（图 6-20 至图 6-22）。

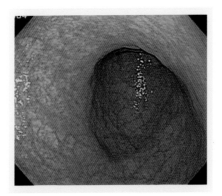

图 6-20 胃角后壁：OⅡc 型 M 癌
（分化型）
OⅡc 型的病变从这个角度看不见。

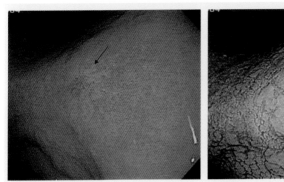

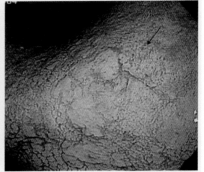

图 6-21 图 6-20 的胃角后壁向上
近距离像

图 6-22 图 6-21 的靛胭脂染色像

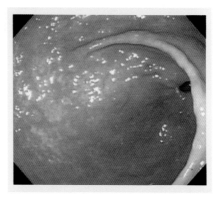

图 6-23 幽门前部向后方屈曲，幽门环观察困难的情况

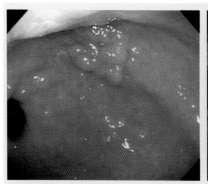

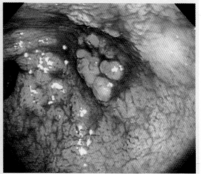

图 6-24 幽门环后壁：Ⅱa 型 M 癌（分化型）常规观察

图 6-25 图 6-24 的靛胭脂喷洒像

d. 胃窦部

胃窦的内腔同体部相比较狭窄，所以比较容易观察，盲点也少，但是高龄者的胃窦部延长，幽门前部向后屈曲很大，从幽门部观察幽门前部的后壁有时变得困难（图 6-23），这时，将胃内的空气略吸引，使胃窦略有收缩，向下打螺旋，再确认幽门环的位置。此外，在十二指肠观察结束后，

退镜时从幽门开始观察幽门前部也可以（图 6-24，图 6-25），在幽门环附近有时会隐藏细小的黏膜癌，在进入十二指肠前一定要认真注意观察。

⑤ 十二指肠

　　越过幽门环后立即进至十二指肠球部，在此，内镜略向后退，就可以仔细观察球部。在十二指肠保持前壁在 7~8 点方向，后壁在 1~2 点方向，大弯在 4~5 点方向，小弯在 10~11 点方向。十二指肠球部前壁是溃疡的好发部位，但考虑到对吻溃疡发生的几率也很高，一定要确认对侧的后壁有无溃疡。在降部，要尽可能进至肛侧，特别是 Vater 乳头部是癌的好发部位（参照 21 页图 4-20，图 4-21），尽可能捕捉到正对乳头部的角度，仔细观察有无癌变或其他异常所见，不可怠慢。

⑥ 发现病变时的场合

　　发现病变时，如果病变上有黏液附着，十分小心地进行清洗，一定要防止出血。然后在远景上观察病变的色调、形态。通过空气量的变化确认病变的硬度、厚度。为了进一步详细观察，进行色素喷洒观察或近距离（放大）观察、活检（详细参见 83 页"活检的技巧"）。

7 色素内镜应该怎样进行

❶ 食管

食管主要采用碘染色和甲苯胺蓝染色。

a. 碘染色

是利用碘与食管黏膜的鳞状上皮（主要是棘细胞层）含有的糖原反应，使上皮变成黑褐色的变色性质进行检查的方法。癌发生时，其上皮内的糖原含有量减少，只有发生癌的部分呈黄白色即所谓不染带，所以碘染色是提高癌的检出率、诊断浸润范围不可缺欠的检查方法（图 7–1，图 7–2）。检查对象主要是 50 岁以上男性，既往有头颈部癌、饮酒、吸烟等食管癌高危人群以及进镜时怀疑有什么异常的场合。

染色方法是用 10ml 注射器准备 1%~2%碘溶液，接上插入钳道的喷洒管，从距门齿 25cm 附近开始喷洒，退镜数厘米后缓慢进至食管下部，一边移动，一边加压喷洒。喷洒时，让喷洒管先端从胃镜先端略探出，不是对准食管内腔的中央，而是以右侧壁为目标进行喷洒，这样食管壁就能均等地染色，喷洒后再退至上部食管，用水充分清洗进行观察。观察后，喷洒硫代硫酸钠，将胃内的贮留液吸引后退镜。颈部食管及食管入口的观察同前。1.5%碘溶液的制作方法如表 7–1 所示。

表 7–1　碘溶液的制作方法

碘化钾	6g
碘	3g
蒸馏水	适量
含量	500ml

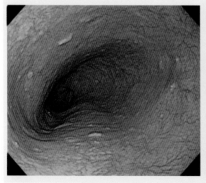

图 7-1　常规观察

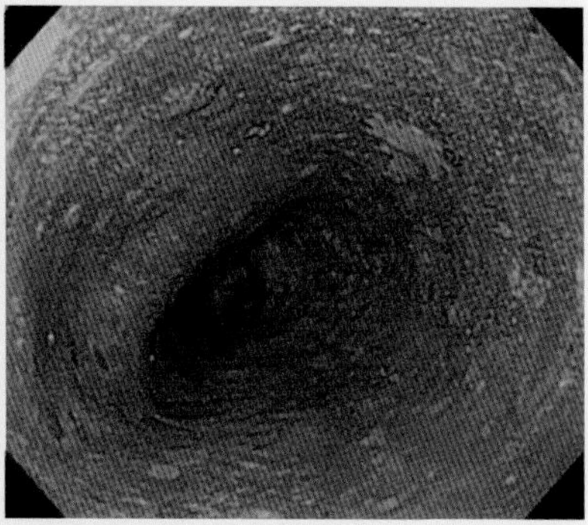

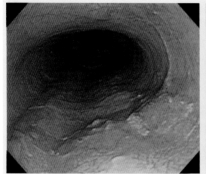

图 7-3　常规观察

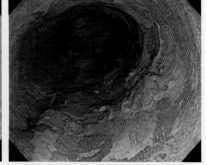

图 7-4　碘染色像

图 7-2　碘染色像

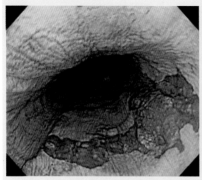

图 7-5　甲苯胺蓝染色像

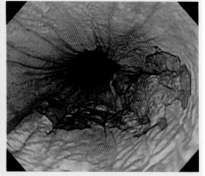

图 7-6　甲苯胺蓝 – 碘双重染色像

b. 甲苯胺蓝染色

因为食管黏膜的表面由角化层覆盖，用靛胭脂很难染色，而甲苯胺蓝的染色性很强，即使是食管黏膜也能很好地染成蓝紫色。此时尽管染色的程度有差别，因为食管全部都染色（也无法观察），为了使病变部染色性的差别很好地表现出来，只能在染色的目标部位用1%~2%甲苯胺蓝溶液从喷洒管的先端少量滴下，数秒后，从钳道口反复用水冲洗，防止正常黏膜被染色。

这种染色法可以使黏膜面的炎症或糜烂性变化的所见部位很好地染色，所以只对显示癌向黏膜表面露出的部分有用。也可以用甲苯胺蓝染色后再用碘染色的双重染色法来辅助诊断。此外，单用碘染色对病变的范围诊断困难的病例，使用甲苯胺蓝染色有时也很有效（图7-3至图7-6）。

❷ 胃

对胃疾病的诊断使用靛胭脂和结晶紫、醋酸加靛胭脂溶液（acetic-acid indigocarmine mixture，AIM）染色。

a. 靛胭脂（0.1%溶液）

靛胭脂染色并不是黏膜染色，而是强调黏膜表面的凸凹对比。一般来说，早期胃癌的常规观察有不少边界不清的，通过使用靛胭脂可以使病变的边界清晰地描绘出来（图7-7，图7-8），而且对微小糜烂的良、恶性的鉴别（图7-9，图7-10）也很有用，因为在恶性的情况下会表现出不规整的陷凹部。

b. 结晶紫染色（0.05%溶液）

结晶紫染色是黏膜染色法，具有刷状缘的肠上皮化生黏膜能很好地染色，可以明确肠上皮化生的存在、程度和范围（图7-11，图7-12）。因此，有病变存在时可以推定其背景黏膜的状态，如果使用放大内镜也可以观察表面的腺口形态（pit pattern）（图7-13），对病变的性质诊断及范围诊断也有用。

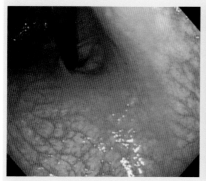

图 7-7　常规观察

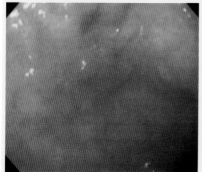

图 7-9　常规观察

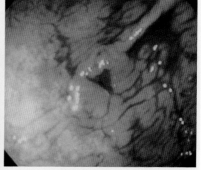

图 7-8　靛胭脂喷洒像

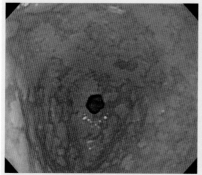

图 7-11　常规观察

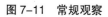

图 7-10　靛胭脂喷洒像

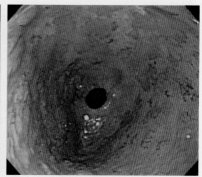

图 7-12　结晶紫染色像

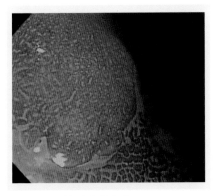

图 7-13　结晶紫染色像

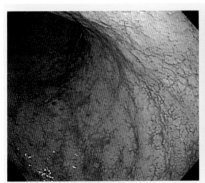

图 7-14　靛胭脂喷洒像

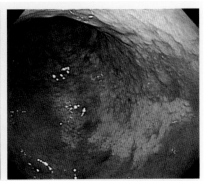

图 7-15　AIM 喷洒像

c. AIM

在靛胭脂中加入醋酸调成 0.6% 的醋酸溶液，把病变部位用水充分冲洗后喷洒。当靛胭脂染色边界不清的病灶时对其范围诊断有时会有用（图 7-14，图 7-15）。

❸ 十二指肠

在十二指肠用对比法的靛胭脂染色，对表面结构的放大观察，使用结晶紫染色。

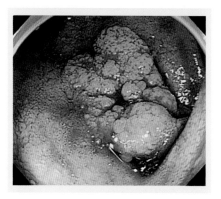

图 7-16　靛胭脂喷洒像

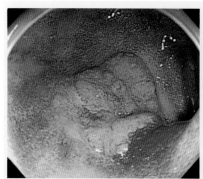

图 7-17　结晶紫染色像

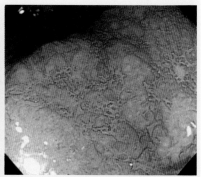

图 7-18　图 7-17 的放大观察像

a. 靛胭脂

同胃一样使用对比法（图 7-16）。

b. 结晶紫染色

是黏膜染色法，观察表面的腺口形态（pit parttern）时使用（图 7-17，图 7-18）。

不管用什么染色，都要事先用水充分地冲洗目标部位，使色素喷洒的效果充分地发挥，摄影时使病变的性状能充分地被了解，这是非常重要的。

8 活检的技巧

　　胃镜检查最重要的是能够进行组织活检，因此在内镜检查时要充分利用这一特点。图中所示为活检时癌在内镜下诊断所占的比例（图 8-1），在活检前，通过内镜所见癌的正确诊断率不超过 70%，其他单位也有同样的报道。从不同肉眼分型的正确诊断率来看，隆起型早期癌为 73%，而陷凹型早期胃癌则为 63%，这就能理解通过内镜用肉眼进行诊断是多么地不能信赖以及进行活检是多么的重要。

　　相反，如果良、恶性的判断全部依赖于活检，就有存在活检阴性病例的风险，并且导致图像诊断能力的下降。即使活检为阴性，图像诊断怀疑为癌的，也要动态观察临床经过，进行再检查，活检毕竟是诊断的辅助手段。活检技术是内镜治疗技术的基本功，因此，应训练无论在什么部位都能通过内镜操作进行适当的取材。活检的顺序要考虑活检后出血血液的流向，例如胃后壁的病变按口侧、大弯、小弯、肛侧的顺序进行活检，为了

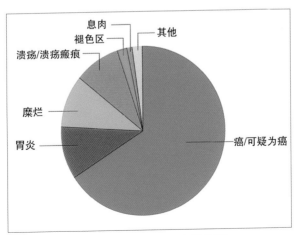

图 8-1　活检时癌在内镜下诊断所占的比例

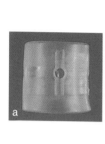
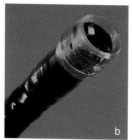
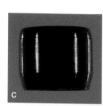
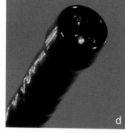

图 8-2　透明帽
a. 透明帽
b. 透明帽安装时
c. 黑色帽
d. 黑色帽安装时

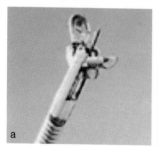
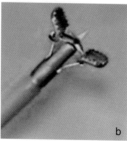

图 8-3　带针的活检钳
a. 带针活检钳
b. 一次性带针活检钳

记录在什么地方取的活检，在取活检时进行摄影为好，活检困难时，可以安装透明帽（图 8-2a~d）或使用黏膜下肿瘤活检用的带针的活检钳（图 8-3a~b）。

进行活检前应确认的事项如下：

①出血性因素的确认。

②服用抗过凝固药或抗血小板药。

③静脉瘤、血管瘤、恶性黑色素瘤等活检禁忌病变的确认。

④对是否增生性息肉样的出血后不易止血的病变，出血时处置方法的准备。

① 食管

因为食管是内腔狭窄的管腔脏器，活检钳子斜向对着管壁，任何部位取材都很困难，有时钳子已经对准病变部位，在钳子关闭的瞬间，前端滑出，也不能取得足够的组织片，这时如果再把钳子对准病变部位的瞬间吸引空气，使管壁向腔内收缩就能顺利取材了。其中右侧壁为切线方向，所以右侧壁病变的观察和取材都很困难，这时顺时针旋转镜身，使病变转到6点方向，这样操作就比较容易取活检（图8-4a~e）。

怀疑食道癌时，要从病变的中央部只取1~2块，超过该数的活检要慎重，因为取活检后病变的形态会完全改变，所以要防止在内镜治疗时病变的残留。

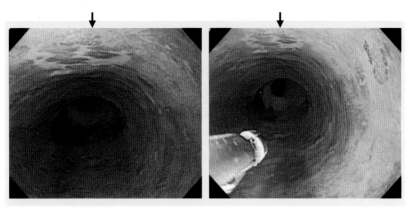

图 8-4a　前壁确认碘不染带（↓）　　图 8-4b　伸出活检钳子

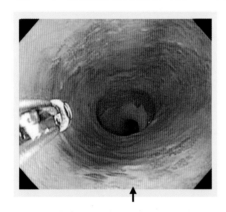

图 8-4c　用右手旋转镜身，使病变部（↑）移至下方

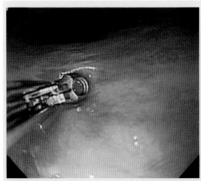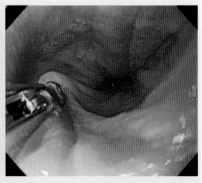

图 8-4d　向下打螺旋，用活检钳子对准活检部位　　图 8-4e　吸引空气使管壁轻微伸展，病变部的活检变得容易

❷ 胃

　　直视镜下贲门部周围及胃体下部—胃角后壁附近是活检困难部位，可以换成侧视镜或前方斜视镜。如果只备有直视镜的话，除了用心变换各种角度外，没有别的方法。对贲门部—胃体小弯—后壁附近的病变，不是用钳子出入来调整，而是通过退镜身，松大螺旋或进镜打大螺旋，与病变形成角度就可以顺利活检了（图 8-5a~e）。

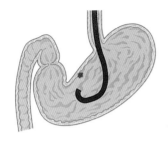

图 8-5a　用 J 形翻转观察胃体部小弯侧，稍微伸出活检钳

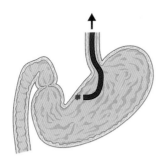

图 8-5b　一边观察病变部位，一边退镜同时轻轻解除大螺旋，接近病变，与预定取病理的部位形成角度，就可以正常地活检

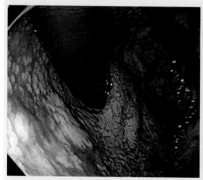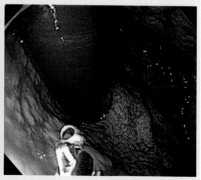

图 8-5c　贲门部小弯后壁可见直径约 1cm 的 IIa 病变

图 8-5d　伸出钳子在病变的活检部位打开

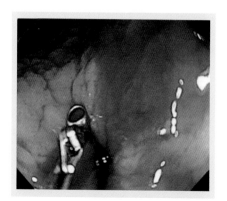

图 8-5e　缓慢退镜的同时解除上打的螺旋，与活检部位形成角度，就可以正确地活检，如果这样也不能顺利取材的话，可以安装透明帽

　　如果这样也不能顺利取材，可以安装透明帽进行同样操作。隆起型的病变，如果是由不同色调、高度等不同成分组成的，其组织型和异型度也不同，应在各个部位都取材（图 8-6a~b）。

　　怀疑 IIc 型时，在病变的边缘靠近凹陷部进行活检成功率较高，要避开伴有再生上皮的部位（图 8-7a~b）。

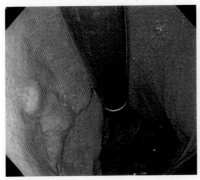 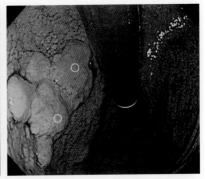

图 8-6a　Ⅱa 型早期胃癌（常规观察）

图 8-6b　Ⅱa 型早期胃癌（靛胭脂色素喷洒像，○标记为最适合活检的部位）

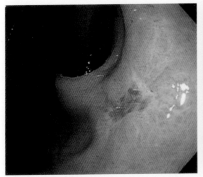 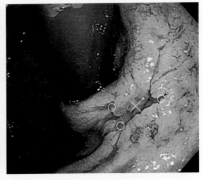

图 8-7a　Ⅱc+Ⅲ型早期胃癌（常规观察）

图 8-7b　Ⅱc+Ⅲ型早期胃癌（靛胭脂色素喷洒像，○标记为最适合活检的部位，Ⅹ为不可活检部位）

　　溃疡性病变应在溃疡边缘的白苔凸起部位取材（图 8-8a~b）。溃疡底部因为有坏死物覆盖，即使是癌性溃疡也常常取材阴性（图 8-9a~b）。

　　怀疑淋巴瘤时，在糜烂和边缘的隆起部位取材成功率较高（图8-9a~b）。

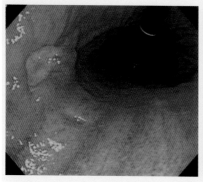

图 8-8a　Ⅲ+Ⅱc 型早期胃癌（常规观察）

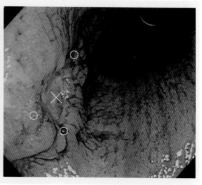

图 8-8b　Ⅲ+Ⅱc 型早期胃癌（靛胭脂喷洒像，○标记为最适合活检的部位，X 为不可活检部位）

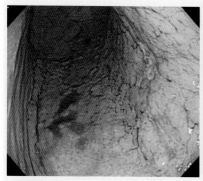

图 8-9a　恶性淋巴瘤（常规观察）

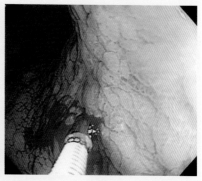

图 8-9b　恶性淋巴瘤（靛胭脂喷洒像）

　　2 型、3 型进展期癌的情况下，常常会出现伪阴性，这时不应间隔，要再次活检确认。此外，即使活检为阴性，如果临床怀疑为早期癌的话，考虑到活检部位可能不合适，要鼓起勇气，果断地在短期内进行再次检查，这是非常重要的。

❸ 十二指肠

在球部需要活检的病变很少，偶尔有类癌或隆起型腺癌发生。怀疑类癌时，因为病变的主体在黏膜下存在，确定采取组织是非常必要的。降部有癌、腺癌、Brunner 腺增生、黏膜下肿瘤、炎症性疾病变性等多种病变，为了鉴别诊断，活检是不可或缺的，应积极进行。

❹ 容易活检阴性的病变

- Ⅲ + Ⅱc 型早期胃癌。
- 胃型分化型腺癌。
- 2 型进展癌。
- 4 型进展癌。
- MALT 淋巴瘤。

❺ 没有活检必要的病变

食管

- 反流性食管炎。
- 食管胃黏膜异位。
- 食管皮脂腺。
- 糖原棘皮症（glycogenic acanthosis）。
- 憩室。

胃

- 胃底腺息肉。
- 萎缩性胃炎。
- 1cm 以下的黏膜下肿瘤。
- 黄斑瘤。
- 章鱼吸盘样糜烂。

十二指肠

- 十二指肠胃黏膜异位。
- 十二指肠溃疡。
- Brunner 腺增生。

6 活检同意书

检查前事先要确认是否同意进行活检。

7 活检后出血

活检后确认止血再结束检查，见到少量出血时，吸引胃内空气进行观察。涌出性出血时，给予喷洒凝血酶；喷出性出血时，推荐使用组织损伤小的钛夹止血，上钛夹也止血困难时，使用止血钳子处理血管或局部注射纯乙醇液或高渗肾上腺素盐水（HSE）进行处置。

8 活检后注意事项

向受检者说明还有再发生出血的危险性，并交给记有饮食、饮酒、洗浴、运动等注意事项的说明书，如果出现呕血、便血等病情变化，要明确指示与何处联络。

9 检查后应注意的事项

❶ 检查后安静休息

如果没有问题，顺利结束检查，就没有安静休息的必要。为了减轻检查时的痛苦而使用镇静药时，检查后嘱安静卧床 1h 左右，当日避免进行驾车及危险作业。在检查后的有段时间内有时会引起迷走神经反射，要注意观察受检者的状态。发生并发症时，要在安静卧床的基础上，进行适当的处置。

❷ 检查后饮食上的注意点

在咽部麻醉作用消失之前有误咽的危险，检查结束后 1h 内禁止饮食，检查后的食物要易消化的，晚餐开始就可以正常饮食。取活检时，在检查后 2h 内禁止饮食，之后的饮食按照检查医生的指示进行，一般来说，检查当日禁止进食刺激性食物、不易消化的食物、酒类、咖啡等。

❸ 检查后生活上的注意点

检查前用药一般使用抗胆碱药等解痉药。这类药有散瞳作用和稍微催眠的作用，因此检查当日不应驾驶车辆。进行活检后当日禁酒，避免热水浴或激烈活动。有时也会在回家后出现并发症，所以有必要建立电话等联络体制。

10 容易引起的并发症

并发症在检查前准备时、检查过程中及检查后的各个阶段都可能发生。根据日本内镜学会并发症对策委员会的全国统计（1998—2002），上消化道内镜检查的并发症发生率为 0.012%，因单纯检查而死亡的有 19 例（0.000 22%）。近年来，对有基础疾病的高龄者进行检查的机会也有增加，所以有必要充分了解检查的并发症。

① 术前准备的并发症

用于咽部麻醉的盐酸利多卡因以及术前准备使用的抗胆碱药等解痉药有副作用。盐酸利多卡因引起的过敏反应或变态反应的发生几率为 0.000 07%，严重的情况可以发生喉头水肿闭塞气道。抗胆碱药（解痉灵）的禁忌证是青光眼、缺血性心脏病、前列腺肥大症等。在使用药品时，要注意过敏史及基础疾病。

强烈不安的受检者以及检查时间有可能延长的，要使用镇静药、镇痛药。镇静药、镇痛药可引起血压下降、呼吸抑制，使用时必须进行监护。根据全国统计，检查前准备时引起的并发症中，大部分是由镇静药、镇痛药引起的，死亡病例的半数是因为镇静药引起的。特别是高龄者，有时会发生呼吸停止和迁延性意识障碍，要充分加以注意。

发生过敏性休克时，早期给予吸氧、补液，辅助呼吸、循环功能，肌肉注射 0.1%肾上腺素（0.3~0.5ml，1mg/ml）。参考《AHA 心肺复苏指南》或厚生劳动省的《重大副作用疾病对应手册（过敏症）》，事先掌握治疗程序。

❷ 检查技术引发的并发症

a. 插入气管

在进镜时有时会将镜子误入气管内。刚开始进行内镜检查的医生，有必要事先再学习一下咽喉部的解剖。内镜的插入要在直视下缓慢小心地进行，为了防止误咽，要尽可能吸净下咽部的唾液。

b. 咽部损伤

内镜插入时有时会在食管入口部造成裂伤，偶尔还有造成穿孔的。在插入时，有抵抗的感觉就不能勉强进镜。强行进镜只能造成咽部的裂伤、出血、血肿、穿孔等致命的事故。发生穿孔时，只要早期发现给予禁食、抗生素投与、经保守治疗多能治愈，所以要慎重地进镜并细心观察。

c. 食管穿孔

在直视镜下能看到内腔，所以很少能引起食管穿孔。使用侧视镜时，有误将内镜前端插入颈部或胸部的憩室后没有注意到，强行进镜造成穿孔的报道。此外，侧视镜无法看到因为癌变或食管炎造成的狭窄，要时刻想到如果不小心进镜，就会有穿孔的危险。

d. Mallory–Weiss 综合征

在内镜检查中如果过度送气使胃膨胀，造成不能耐受引起反射性剧烈呃逆，这时在胃入口处的小弯侧沿胃长轴方向就会形成纺锤形裂伤（图10–1，图10–2）。在裂伤处通常有较多的出血，大多在安静状态下能保守治疗止血，但是有时裂伤很深，出血止不住，需要大量输血。在检查时尽管没有过量送气，呕吐反射强烈的人也容易引起这种 Mallory–Weiss 综合征，所以在退镜时，确认贲门是否出血是非常重要的，一旦确认出血，要用钛夹或止血钳子进行止血，少量出血的可用喷洒凝血酶来止血。

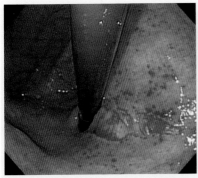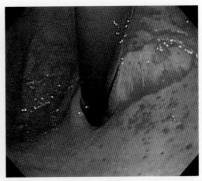

图 10-1 Mallory-Weiss 综合征的裂伤 1　　图 10-2 Mallory-Weiss 综合征的裂伤 2

e. 活检后的出血

活检时的出血，基本能自然止血，可不用处理。出血量多时，用 20ml 生理盐水 + 凝血酶 1 万单位，溶解后用喷洒管喷洒病变部位或在检查结束后，咽部麻醉消失后饮用藻朊酸钠液 50ml。确认有喷出性出血时，用钛夹或止血钳子进行处理。

活检后的大量消化道出血，虽然很少发生，但也有发生的。在进行活检时，一定要告知受检者当日限制运动、禁止入浴，限制摄入酒类及刺激性食物等注意事项。进行抗凝固治疗的受检者，尽可能适当停药后再进行检查。

❸ 检查后的并发症

a. 迷走神经反射

在检查时因肠管伸展以及送气引起迷走神经反射造成休克的，要在安静卧床的基础上，用乳酸林格氏液等进行补液。多数可通过排气改善症状，症状较重时给予静注硫酸阿托品 1A；轻症时，因为摇晃不稳有跌倒的危险，要卧床安静一段时间观察病情变化。

b. 低血糖

有糖尿病的受检者或使用胰高血糖素时，有时出现低血糖症状，但比较少见，一旦出现低血糖，要尽快补充糖分。

④ 对并发症的准备

要了解在内镜检查时可预测发生的上述并发症，经常考虑其对应措施。内镜检查室最好有足够的空间，特别是使用镇静药时，为了观察呼吸、循环状态，必须备有自动监护仪。为了在发生并发症时能迅速适当地进行处置，要常备急救药品、氧气供给系统、除颤器（automated external defibrillator，AED）、插管组套，并了解放置的地点。

对受检者，在检查前要说明并发症的可能性，取得内镜检查的知情同意。受检者回家后也可能发生预想不到的并发症，要事先留下电话等，以便能联系上受检者及其家属。高龄者最好有家属陪同。

⑤ 并发症发生时的处置

万一不幸发生并发症，要努力使受检者的损伤降至最小，向受检者家属传达事故的详细过程，用心诚实对应。

11 内镜检查的精度

因为内镜检查能直接观察病变，就认为基本没有癌症的漏诊，良、恶性的鉴别也很容易，真的这样吗？细川等把接受内镜检查未诊断胃癌、之后 3 年内发现胃癌的病例定义为假阴性，假阴性率为 22.2%。后藤等的假阴性率为 38.1%，日本消化器癌症检诊学会的调查结果为 13.6%~55.7%（表 11-1）。东京都多摩癌症检诊中心的结果为 48.2%。这样看来，事实上胃镜检查的假阴性（漏诊）的几率是相当高的。

在 L 领域和 M 领域的假阴性病例中，浸至黏膜下层以深的癌有 10%，而 U 领域假阴性中约 30% 为黏膜下层以深的癌，提示胃上部的漏诊比较严重。为了减少假阴性例数，必须彻底执行网罗全部位的 45 格摄影法。提倡将其列为标准摄影法。

表 11-1　内镜下假阴性率

报告者	3 年阴性率（%）
细川	22.2
后藤	38.1
井上	55.7
满崎	50.4
小林	35.0
猪俣	13.6

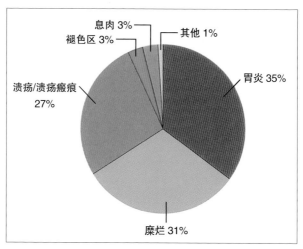

图 11-1 误诊为癌的良性疾病的组成

(东京都多摩癌症检诊中心)

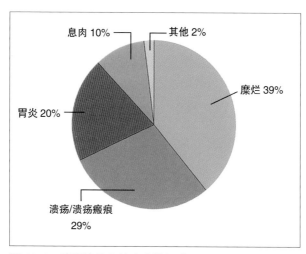

图 11-2 癌误诊为良性疾病的组成

(东京都多摩癌症检诊中心)

在内镜检查时怀疑癌而行活检的病例（8%）中，最后证明为癌的不过 34%，在误诊为癌的良性疾病中，胃炎占 35%，糜烂占 31%，溃疡/溃疡瘢痕占 27%，褪色区占 3%（图 11-1）。

　　关于内镜观察诊断的正诊率，吉田等在活检前内镜下诊断为胃癌的占 70%，东京都多摩癌症检诊中心的正诊率也为 70%。在肉眼分型中，与隆起型早期癌的 73%相比，凹陷型早期癌为 63%；另一方面，将胃癌误诊为良性疾病当中糜烂占 39%。溃疡 / 溃疡瘢痕占 29%，胃炎占 20%（图 11-2）。为了提高正诊率，使用色素喷洒，努力不放过癌的所见，从镜下诊断与活检诊断不一致的病例中认真学习是非常重要的。

12 胃疾病的鉴别诊断

　　在进行胃镜检查之前，事先系统地掌握胃内有什么样的病变，发病的几率如何，要带着这样的想法来进行检查。如果检查中遇到异常所见，按着形态不同进行下述鉴别诊断（图 12-1 至图 12-3）：

　　①上皮性还是非上皮性？

　　②肿瘤还是非肿瘤？

　　③肿瘤是良性还是恶性？

　　④恶性肿瘤时其浸润深度如何？

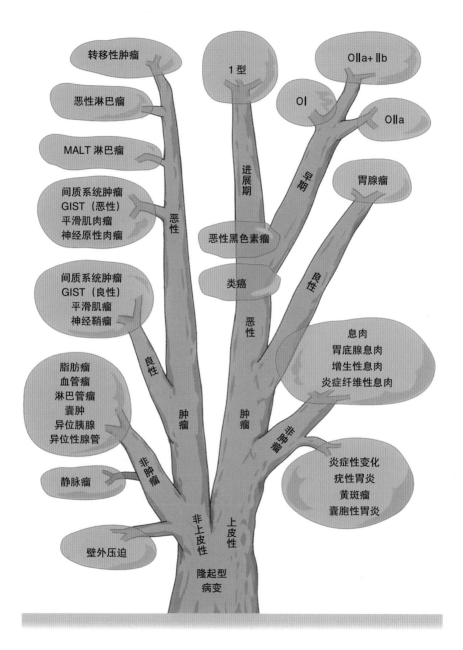

图 12-1　隆起型病变的鉴别

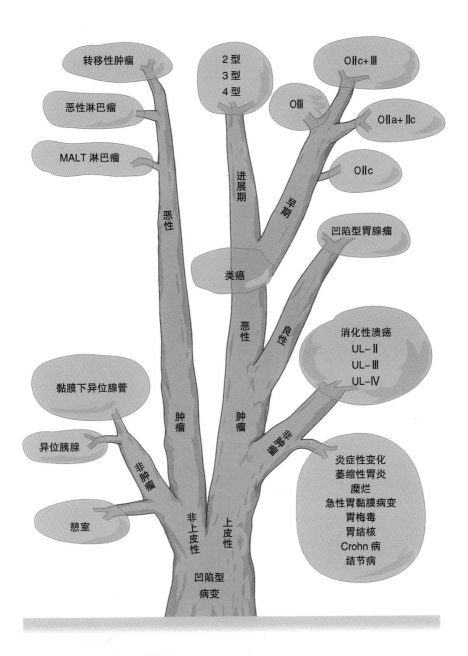

图 12-2　凹陷型病变的鉴别

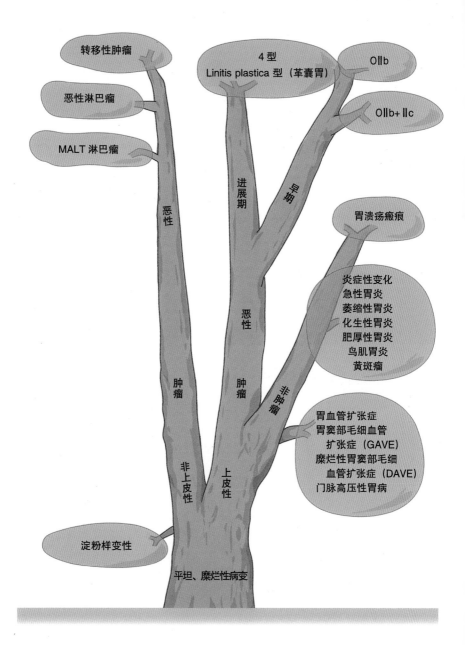

图 12-3 平坦、糜烂性病变的鉴别

13 希望牢记的内镜图像

① 食管 （图 13-1 至图 13-38）

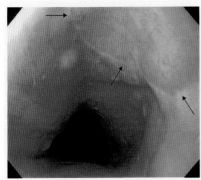

图 13-1　食管胃黏膜异位（颈部食管）
2 点方向可见边界清晰，边缘及表面都很光滑的红色区域。颈部食管是好发部位。

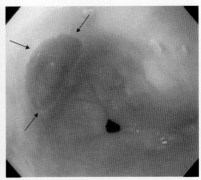

图 13-2　食管胃黏膜异位（下段食管）
10 点方向可见边界清晰、平滑的类圆形红色斑。下段食管也是好发部位。

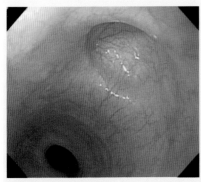

图 13-3　食管憩室
1 点方向可见囊状凹陷。表面同周围黏膜一致。

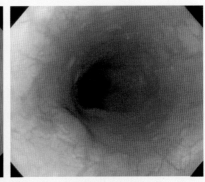

图 13-4　食管孤立性静脉瘤
7 点方向可见蓝色的表面平滑的隆起。

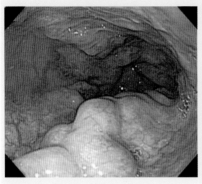 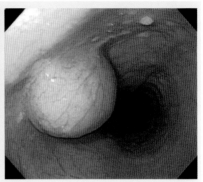

图 13-5　食管静脉瘤
从下段食管至腹部食管可见蛇形纵
行结节状隆起型病变，有蓝色的
（浅表性）和白色的（深在性）。

图 13-6　食管黏膜下肿瘤
覆盖正常黏膜的半球状隆起型病变。
多为平滑肌瘤。

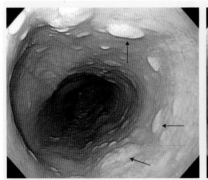 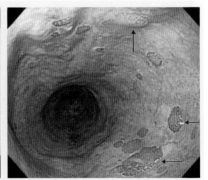

图 13-7　糖原棘皮症（glycogenic acanthosis）
可见散在白色扁平隆起型病变。

图 13-8　糖原棘皮症（碘染色）
通过碘染色为浓染与癌相鉴别。

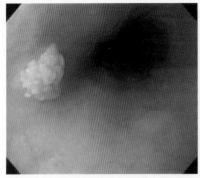
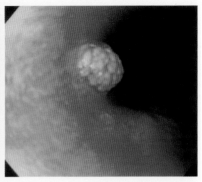

图 13-9　食管乳头状瘤（常规观察）
可见有光泽的白色绒毛状隆起型病变。

图 13-10　食管乳头状瘤（碘染色）
前图的碘染色像。病变为淡染。

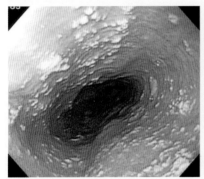
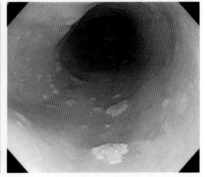

图 13-11　食管霉菌病
多见于高龄者和糖尿病患者，健康者也偶有发现，可见粟粒大的白苔散在分布。

图 13-12　食管皮脂腺异位
比较少见的疾病，多见于中部食管多发性黄白色扁平的隆起型病变。

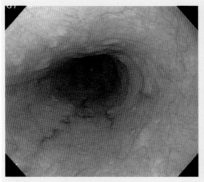

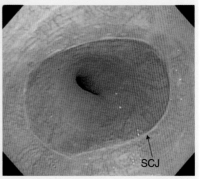

图 13-13　黑色素沉着
中、下段食管可见纵行的黑褐色色素沉着。

图 13-14　食管裂孔疝（滑脱型疝）
是胃的一部分从横膈的食管裂孔向纵隔内脱出的状态。SCJ 向食管侧移行。

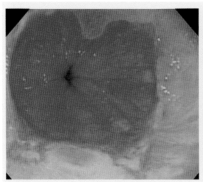

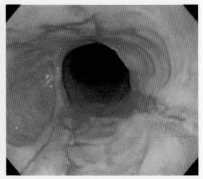

图 13-15　反流性食管炎（GERD grade B）
食管胃黏膜结合部的 5 点及 7 点方向可见伴有白苔的糜烂性变化。

图 13-16　反流性食管炎（GERD grade D）
4 点、7 点及 11 点方向可见发红的纵行糜烂，在肛侧相互融合。

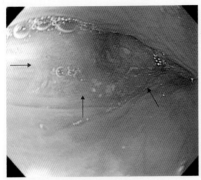

图 13-17 咽癌（常规观察）
左下咽可见淡淡的发红黏膜。

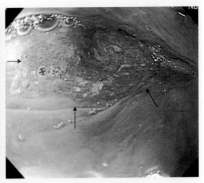

图 13-18 咽癌（NBI 观察）
用 NBI 观察可见边界清晰的褐色黏膜。

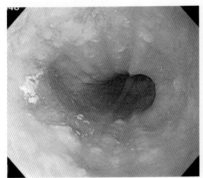

图 13-19 表面凹陷型食管癌（0Ⅱc型）
7~8 点方向可见边界清晰的发红的浅凹陷。

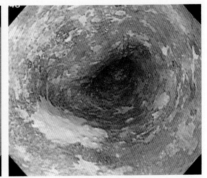

图 13-20 表面凹陷型食管癌（0Ⅱc型）
图 13-19 的碘染色，与发红区域一致的碘不染区。

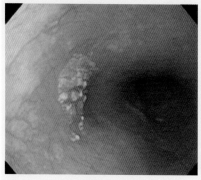

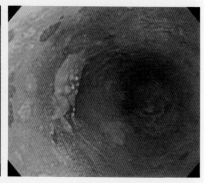

图 13-21　表面隆起型食管癌（Ⅱa 型）

9 点方向可见白色颗粒样浅表隆起型病变。

图 13-22　表面隆起型食管癌（Ⅱa 型）

图 13-21 的碘染色，可见碘不染色区。

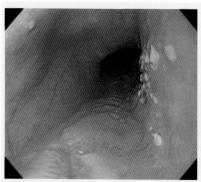

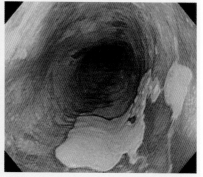

图 13-23　表面隆起+表面凹陷型食管癌（Ⅱa+ Ⅱc 型）

3~6 点方向可见浅红色扁平隆起及白色颗粒组成的病变。

图 13-24　表面隆起+表面凹陷型食管癌（Ⅱa+ Ⅱc 型）

碘染色像可见病变为边界清晰的黄白色不染区。

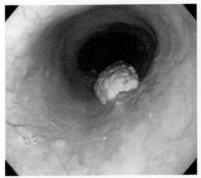

图 13-25a 浅表隆起+表面平坦型食管癌（0Ⅰ+Ⅱb型）
5 点方向可见白色结节状隆起型病变，周围黏膜呈浅红色伴血管网消失。

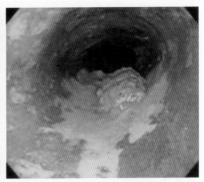

图 13-25b 浅表隆起+表面平坦型食管癌（0Ⅰ+Ⅱb型碘染色）
在碘不染区的区域内可见结节状隆起型病变。

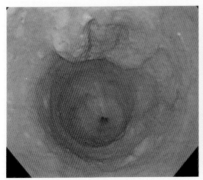

图 13-26a 浅表凹陷型食管癌（0Ⅲ型）
12 点方向可见伴有边缘隆起的深凹陷状病变，这种类型的病变均为 SM 癌。

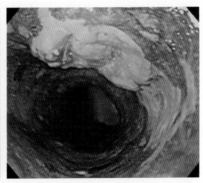

图 13-26b 浅表凹陷型食管癌（0Ⅲ型）（碘染色）
病变右侧壁也可见碘不染区，3 点方向伴有Ⅱb型黏膜内伸展。

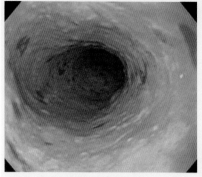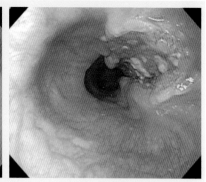

图 13-27 表层扩大型食管癌（OⅡc型）（碘染色）

中段食管内部没有明显隆起或凹陷的全周性碘不染色的大范围的表层扩大型病变，长径超过 5cm。

图 13-28 食管进展期癌（2 型）

3 点方向可见深溃疡伴明显环堤的 2 型病变。

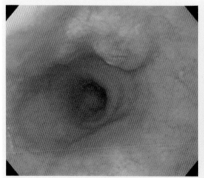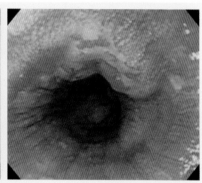

图 13-29 食管腺样囊胞癌（adenoid cystic carcinoma）

12 点方向可见表面覆盖正常黏膜的突起的黏膜下肿瘤样隆起。

图 13-30 食管腺样囊胞癌（碘染色）

表面覆盖几乎正常黏膜染色的特殊型食管肿瘤。

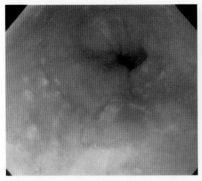

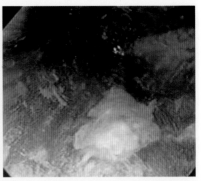

图 13-31 食管黏液表皮样癌 (mucoepidermoid carcinoma)

6 点方向可见边界清晰的发红的凹陷型病变，凹陷底部可见缓坡隆起。

图 13-32 食管黏液表皮样癌（碘染色）

可见边界清晰的不染区。

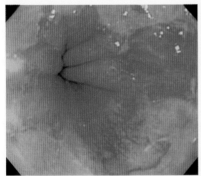

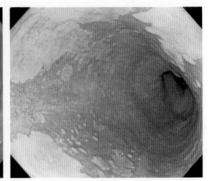

图 13-33 Barrett 上皮（short segment Barrett's esophagus）

5 点方向可见栅状血管，3 点方向可见发红的腺上皮。

图 13-34 Barrett 食管（long segment Barrett's esophagus）

下段食管可见长度超过 3cm 的 Barrett 上皮，即所谓 Barrett 食管。

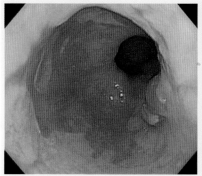 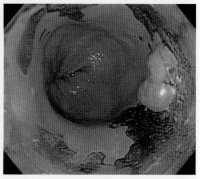

图 13-35　浅表隆起型 Barrett 食管腺癌

Barrett 食管的 4 点方向可见发红的隆起型病变。

图 13-36　浅表隆起型 Barrett 食管腺癌（碘染色）

碘染色可以清晰地描画 Barrett 食管的边界，在 3 点方向可见碘不染色的隆起型病变。

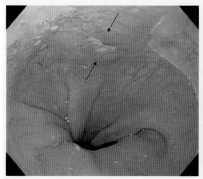 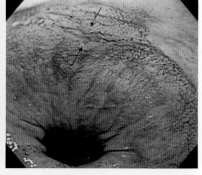

图 13-37　表面凹陷型 Barrett 食管腺癌

从 10 点至 2 点方向可见栅状血管网，其口侧的 12 点方向舌状突起的 Barrett 上皮的中央部有不规则糜烂。

图 13-38　表面凹陷型 Barrett 食管腺癌（靛胭脂喷洒像）

靛胭脂色素喷洒后可见比较清晰的 0Ⅱc 型凹陷。

2 胃 (图 13-39 至图 13-151)

隆起型病变

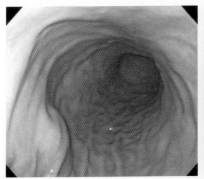

图 13-39　胃壁外压迫
胃体中部前壁大弯附近（7 点方向）考虑胃壁外来压迫造成的缓坡隆起。

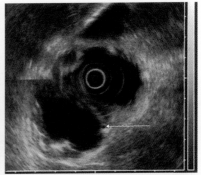

图 13-40　胃壁外压迫（EUS：超声内镜）
箭头所示部分可见 aechoic 样肿瘤像，是肝囊肿的压迫。

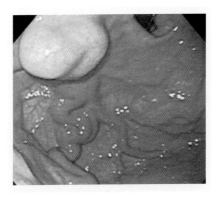

图 13-41　胃静脉瘤（varices）
从胃贲门部至胃底可见蓝色表面光滑的蛇形结节样隆起。

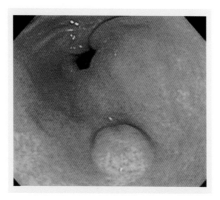

图 13 - 42 异位胰腺 (aberrant pancreas)

胃窦大弯可见伴有顶部小凹陷（导管开口部）的黏膜下肿瘤样病变，胃窦大弯是异位胰腺的好发部位。

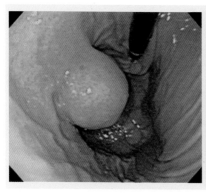

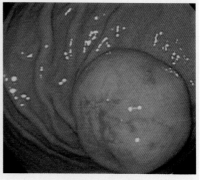

图 13-43 胃黏膜下肿瘤 (submucosal tumor，SMT)

翻转观察，在胃体中部后壁可见覆盖正常黏膜的半球状隆起型病变。

图 13-44 胃黏膜下肿瘤

胃体大弯后壁附近可见向腔内球形突起的黏膜下肿瘤，病理组织为神经鞘瘤。

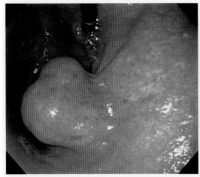 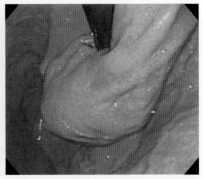

图 13-45 胃黏膜下肿瘤（gastro-intestinal stromal tumor，GIST）
胃体上部前壁可见结节状黏膜下肿瘤，病理组织学为狭义的 GIST。

图 13-46 胃壁外压迫
贲门大弯可见壁外压迫引起的隆起型病变，是早期胃癌淋巴结转移引起的压迫。

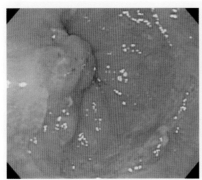 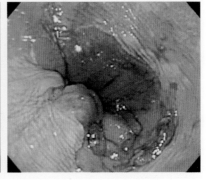

图 13-47 图 13-46 的原发灶
食管胃结合部 3~10 点方向可见原发的半周性凸凹不整的黏膜病变，是胃黏膜低分化型腺癌。

图 13-48 图 13-46 的原发灶（靛胭脂喷洒像）
更加清晰地描绘出黏膜的不规整。

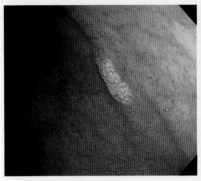 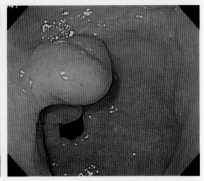

图 13-49　黄斑瘤（xanthoma）
由黄白色微细颗粒组成的轻微隆起型病变，一般为多发，因为富含脂质所以呈黄色。

图 13-50　胃炎症性纤维性息肉（in-flammatory fibroid polyp，IFP）
由炎性细胞浸润和纤维增生形成的隆起，息肉较大的有表面黏膜脱落，伴有剥皮样变化。

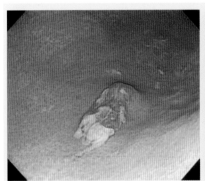 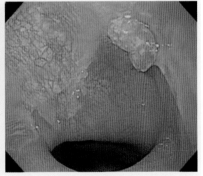

图 15-51　增生性息肉
胃体大弯侧好发的红色隆起型病变，头端多有分叶，较大的息肉易出血，活检时要慎重。

图 13-52　炎症性息肉
有反流性食管炎背景的食管胃结合部发生的息肉，常和贲门癌难以区别。

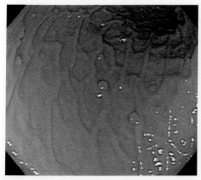

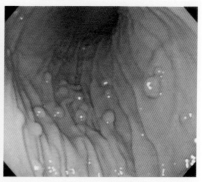

图 13–53 胃底腺息肉（fundic gland polyp）
胃底腺黏膜区域多发的息肉，与周围黏膜基本色调相同，大小均一，成因是胃底腺体增生及囊胞形成。

图 13–54 胃底腺息肉病（fundic gland polyposis）
与图 13–53 相同的多发息肉，息肉集中在胃上部时有必要怀疑是否为家族性大肠腺瘤症。

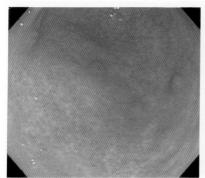

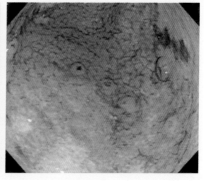

图 13–55 中村 Ⅱ 型息肉
有在胃窦及胃体的交界附近分布的倾向，特点是顶端伴有糜烂。

图 13–56 图 13–55 的靛胭脂喷洒像
表面的糜烂更加清晰。

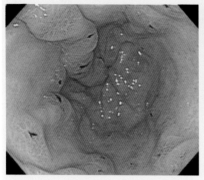

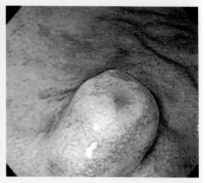

图 13-57　疣状胃炎（gastritis ver-rucosa）
糜烂性胃炎的一种，同中心凹陷型相比，周围的隆起更醒目，像章鱼腕足样。

图 13-58　黏膜下异位胃腺（submucosal heterotopic gastric gland）（靛胭脂喷洒像）
胃体好发，顶端有中心凹陷的黏膜下肿瘤样隆起型病变，凹陷部是腺体露出部分。

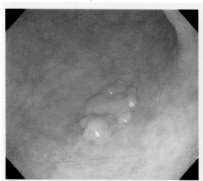

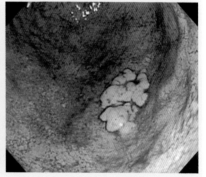

图 13-59　胃腺瘤（adenoma）
低矮的褪色的平盘状隆起，大小多在 20mm 以下。

图 13-60　图 13-59 的靛胭脂喷洒像
通过喷洒色素可以更加清晰地描绘表面形状及边界。

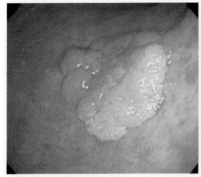

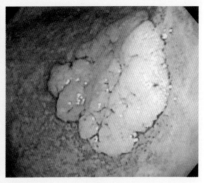

图 13-61 早期胃癌：Ⅱa 型（分化型）

胃体上部后壁可见褪色的平盘状隆起型病变。隆起的中央部可见小凹陷，伴有淡淡的发红。

图 13-62 早期胃癌：Ⅱa 型（分化型–靛胭脂喷洒像）

可以更清晰地确认病变的边界及表面性状。中央部发红的凹陷是发生了 SM 浸润。

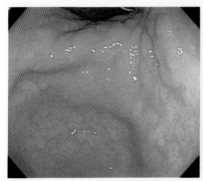

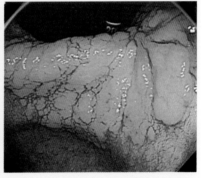

图 13-63 表面扩大型 Ⅱa 型胃癌（分化型）

胃角小弯为中心范围较大的平盘状隆起型病变，色调与周围黏膜基本没有变化，因此边界很难判定。

图 13-64 图 13-63 的靛胭脂喷洒像

通过色素喷洒可以确认边界清晰的平盘状隆起。

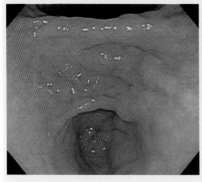 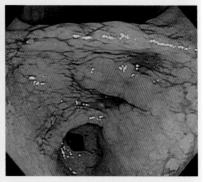

图 13-65　早期胃癌：OⅡa+Ⅱc 型（分化型）

胃窦小弯可见发红的隆起型病变，中心部有浅凹陷。

图 13-66　图 13-65 的靛胭脂喷洒像

色素喷洒使病变形态更清晰。

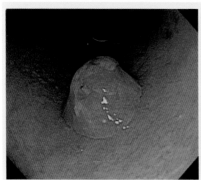 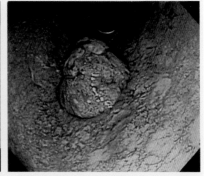

图 13-67　早期胃癌：OⅠ型（分化型）

翻转观察胃体中部小弯红色有较高突起的隆起型病变。

图 13-68　图 13-67 的靛胭脂喷洒像

隆起的边界和表面形状变得清晰明了。

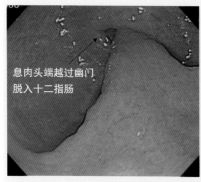

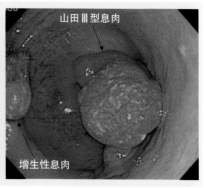

图 13-69 早期胃癌：0 I 型（分化型）

胃窦的病变脱入十二指肠，像本例那样胃窦皱襞被吸入十二指肠的情况，有必要怀疑是隆起型病变的脱入。

图 13-70 早期胃癌：0 I 型（分化型）

内镜下复位后，病变为后壁的山田 III 型发红的隆起型病变，前壁病变为增生性息肉。

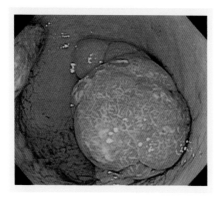

图 13-71 早期胃癌：0 I 型

内镜下切除后，结果为黏膜内癌。

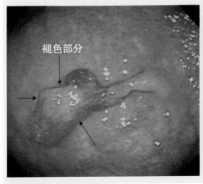

褪色部分

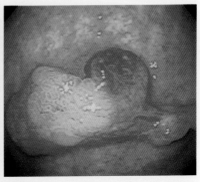

图 13-72   早期胃癌：Ⅰ型
山田Ⅳ型息肉状的 OⅠ 型病变，与增
生性息肉很难鉴别，息肉头部有褪
色部分，该部分有癌存在。

图 13-73   早期胃癌：OⅠ 型
褪色部分的近距离观察像。

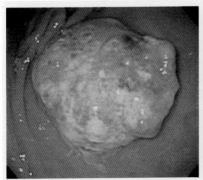

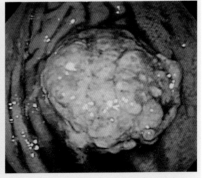

图 13-74   Ⅰ型胃癌（未分化型）
胃体大弯可见表面凸凹不整结节状
的隆起型病变。

**图 13-75   图 13-74 的靛胭脂喷洒
像**

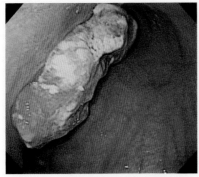

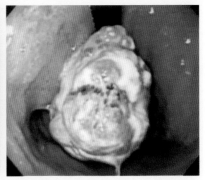

图 13-76　1 型胃癌：内分泌细胞癌 (endocrine cell carcinoma)
胃体前壁可见伴有白苔的隆起型病变。

图 13-77　1 型胃癌：AFP 产生型胃癌（AFP-producing carcinoma）
贲门后壁可见亚蒂性表面凸凹不整的隆起型病变，部分伴有糜烂、溃疡化，易出血。

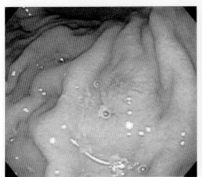

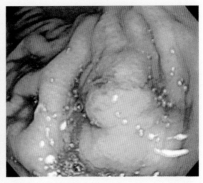

图 13-78　转移性胃癌：肾癌转移
胃体中部大弯可见表面微红伴有凹陷的小黏膜下肿瘤样隆起型病变。

图 13-79　图 13-78 的靛胭脂喷洒像

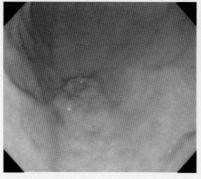

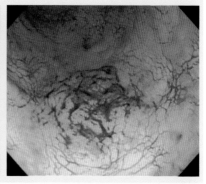

图 13-80 胃 MALT 淋巴瘤（OⅡa+Ⅱc 型）

胃角大弯侧可见表面覆有正常黏膜的缓坡样隆起型病变，顶部伴有淡红色不规则凹陷。

图 13-81 胃 MALT 淋巴瘤（OⅡa+Ⅱc 型）

靛胭脂色素喷洒后，病变的边界不清晰，与癌不同。

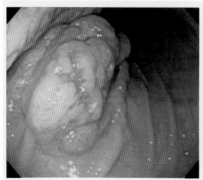

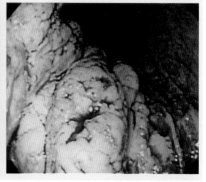

图 13-82 胃 MALT 淋巴瘤（皱襞肥大型）

胃体大弯可见表面伴有多发性糜烂的黏膜下肿瘤样隆起型病变，隆起的边界不清晰。

图 13-83 胃 MALT 淋巴瘤（皱襞肥大型-靛胭脂喷洒像）

表面伴有糜烂，大部分由近于正常的黏膜覆盖。

凹陷型病变

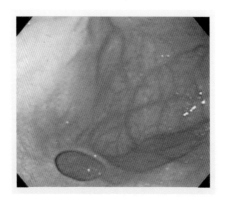

图 13-84　胃憩室
翻转观察可见胃底有圆形凹陷，表面是正常黏膜，胃底后壁至大弯是胃憩室的好发部位。

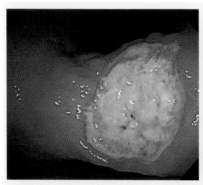

图 13-85　胃溃疡（活动期：A₁期）
胃角小弯可见覆有厚白苔的溃疡，溃疡底及溃疡边缘尚不规整。

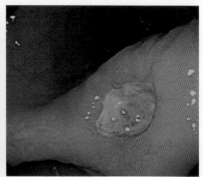

图 13-86　胃溃疡（活动期：A₂期）
胃角后壁可见伴有白苔的深溃疡，溃疡周围伴有狭小的红色条带，溃疡边缘常出现再生上皮。

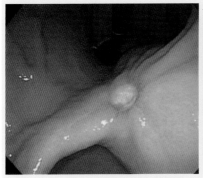

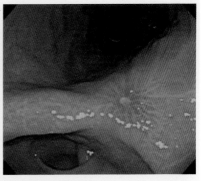

图 13-87　胃溃疡（愈合期：H₁期）
溃疡缩小，溃疡缘可见狭小的红色
条带，皱襞集中也开始出现。

图 13-88　胃溃疡（愈合期：H₂期）
进一步愈合，白苔缩小，周围的红
色条带变宽。

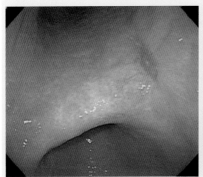

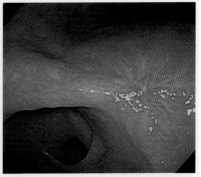

图 13-89　胃溃疡（瘢痕期：S₁期）
有溃疡的部位被发红的再生上皮覆
盖（红色瘢痕期）。

图 13-90　胃溃疡（瘢痕期：S₂期）
溃疡平坦化，变成由与周围同色调
的再生上皮覆盖的瘢痕（白色瘢痕）。

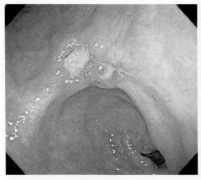

图 13-91 多发胃溃疡
胃角小弯至后壁可见多发胃溃疡。

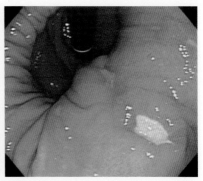

图 13-92 多发胃溃疡（NSAIDs 溃疡）
胃体小弯可见比较急性的多发溃疡，是因为服用 NSAIDs 的缘故。

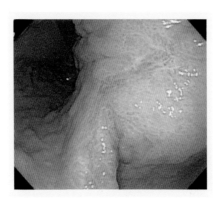

图 13-93 线状溃疡瘢痕
胃角小弯至后壁可见长 30mm 以上的线状溃疡瘢痕，伴小弯短缩。

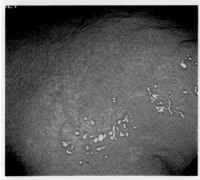

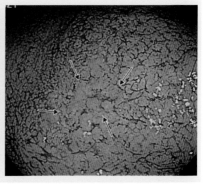

图 13-94 凹陷型胃腺瘤
胃体下部小弯可见轻微的黏膜不整，常规观察无法详细观察到。

图 13-95 凹陷型胃腺瘤（靛胭脂喷洒像）
色素喷洒后可见不规则的凹陷型病变（箭头）。

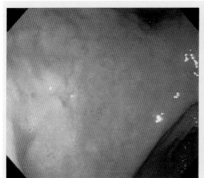

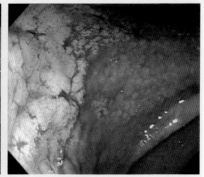

图 13-96 早期胃癌：Ⅱc 型微小癌（分化型）
胃体下部前壁可见不规则发红的小凹陷。

图 13-97 早期胃癌：Ⅱc 型微小癌（分化型-靛胭脂喷洒像）
不规则的凹陷及边缘的隆起更加清晰。

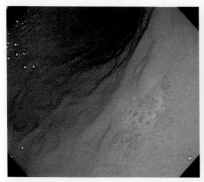

图 13-98 早期胃癌：Ⅱc 型（未分化型）
胃体中部后壁可见褪色的凹陷型病变，凹陷内可见微小发红的斑点。

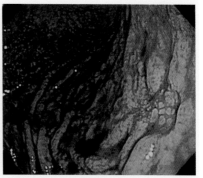

图 13-99 早期胃癌：Ⅱc 型（未分化型-靛胭脂喷洒像）
凹陷的边界清晰，内部可见明显的小颗粒状隆起（孤山）。

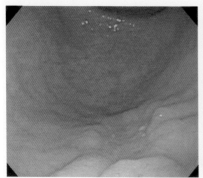

图 13-100 早期胃癌：Ⅱc 型（分化型）
胃体下部大弯可见伴有黏膜皱襞集中的凹陷型病变。

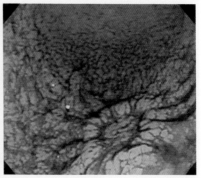

图 13-101 早期胃癌：Ⅱc 型（分化型-靛胭脂喷洒像）
色素喷洒后病变边界清晰，边缘可见轻度环堤状隆起。

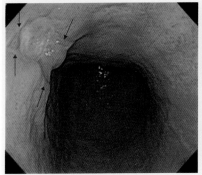

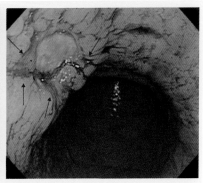

图 13-102　早期胃癌：OⅢ+Ⅱc 型（未分化型）
胃体中部前壁可见带白苔的溃疡，其边缘伴不规则的浅凹陷。

图 13-103　早期胃癌：OⅢ+Ⅱc 型（未分化型-靛胭脂喷洒像）
色素喷洒后溃疡边缘的不规则凹陷变得清晰。

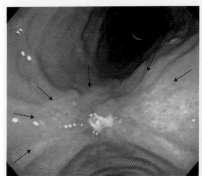

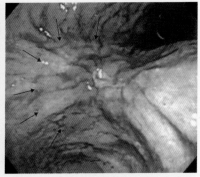

图 13-104　早期胃癌：OⅡc+Ⅲ 型（未分化型）
胃角小弯可见伴有白苔的 H_2 期溃疡，仔细观察其周围可见广泛的略有褪色的浅凹陷，浅凹陷部分相当于 OⅡc 部分。

图 13-105　早期胃癌：OⅡc+Ⅲ 型（未分化型-靛胭脂喷洒像）
图 13-104 的靛胭脂喷洒像。溃疡周围浅凹陷的边界伴有阶梯样改变，染色后更清晰。

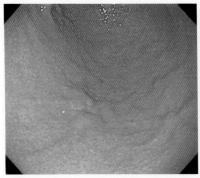

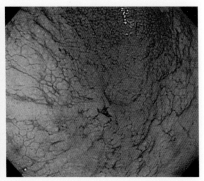

图 13-106　pre-LP：0Ⅱc 型 MP 癌
（未分化型）
胃体下部大弯可见伴有不规则边缘
隆起的凹陷型病变，边缘隆起就是
癌的黏膜下浸润形成的。

图 13-107　图 13-106 的靛胭脂喷
洒像（背景为鸟肌胃炎）
在鸟肌胃炎的背景下发生的胃癌，
周围黏膜可见颗粒样改变。凹陷周
围的隆起是癌浸润至黏膜下层后所
致的隆起，深度达 MP。

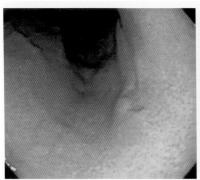

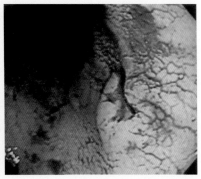

图 13-108　pre-LP：0Ⅱc 型 MP 癌
（未分化型）
胃体中部小弯可见不规则发红的凹
陷，凹陷周围可见非对称性的隆起，
本例是比黏膜面有更广范围的黏膜
下层 pre-LP 型浸润癌。

图 13-109　图 13-108 的靛胭脂喷
洒像
凹陷周围的非对称性隆起是癌浸润
至 SM 所致的隆起。

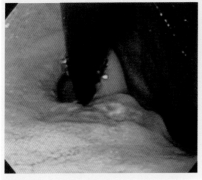

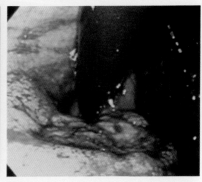

图 13-110　贲门部癌：OⅡc+Ⅲ型 MP 癌（分化型）

贲门后壁可见部分覆有白苔凸凹不平的凹陷型病变。

图 13-111　图 13-110 的靛胭脂喷洒像

色素喷洒后溃疡边缘的不规则凹陷变得清晰。

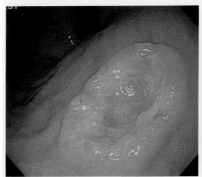

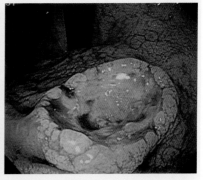

图 13-112　2 型胃癌

溃疡局限型：周围伴有宽度狭小的急峻隆起型环堤的溃疡形成性进展癌。

图 13-113　图 13-112 的靛胭脂喷洒像

环堤和内部凹陷的边界变得清晰。

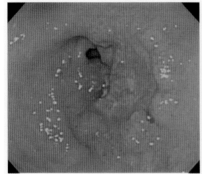

图 13-114　3 型胃癌

溃疡浸润型：可见溃疡形成及环堤形成，癌细胞越过环堤广泛浸润。

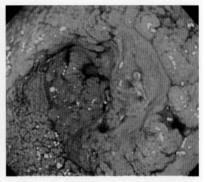

图 13-115　图 13-114 的靛胭脂喷洒像

环堤与周围正常黏膜的边界比较不清晰，因为周围也受到浸润，诊断病变的范围时要加以注意。

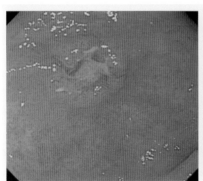

图 13-116　0Ⅱa+Ⅱc 型黏液癌 (mucinous adenocarcinoma)

胃窦小弯可见边缘覆盖正常黏膜，中心有黏液样渗出物的凹陷型病变。

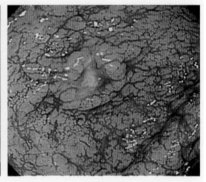

图 13-117　图 13-116 的靛胭脂喷洒像

形成黏膜下肿瘤样隆起，大小约 10mm，深度达 MP。

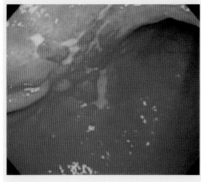 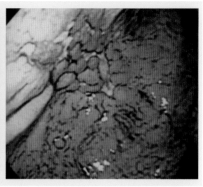

图 13-118　类似 IIc 型的 MALT 淋巴瘤
胃体下部前壁可见伴有多发的沟状白苔和颗粒样变化的边界不清的凹陷型病变。

图 13-119　图 13-118 的靛胭脂喷洒像
凹陷内凸凹不平更加清晰。

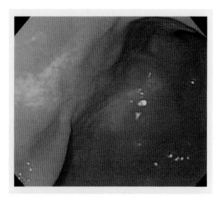

图 13-120　除菌治疗后
除菌治疗成功，病变部只见褪色的萎缩黏膜区。

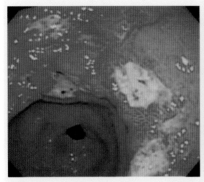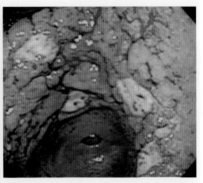

**图 13-121　多发糜烂、溃疡型 MALT
淋巴瘤**
胃窦可见多发性伴有黄白色厚苔的不
规则糜烂性病变。

**图 13-122　图 13-121 的靛胭脂喷
洒像**
多发性糜烂间的黏膜也是不规则形
态。

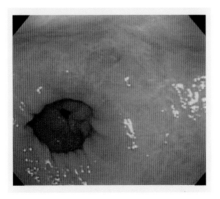

图 13-123　除菌治疗后
通过除菌治疗，病变部仅见萎缩的
黏膜。

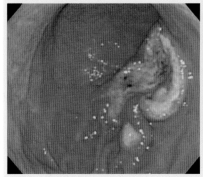 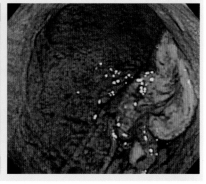

图 13-124 胃恶性淋巴瘤
胃体下部后壁可见伴有耳廓状环堤、覆有厚白苔的溃疡性病变。这种厚白苔和耳廓样环堤是恶性淋巴瘤的特征性所见。

图 13-125 图 13-124 的靛胭脂喷洒像
病变的隆起较缓，为黏膜下肿瘤样改变。

平坦的病变

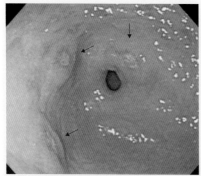

图 13-126 糜烂性胃炎（gastritis erosiva）
胃窦可见散在顶部伴有微小凹陷及白苔的小隆起（箭头）。

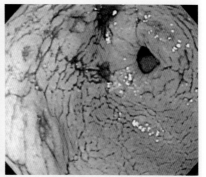

图 13-127 图 13-126 色素喷洒像
因为中央部有小凹陷，可见色素潴留。

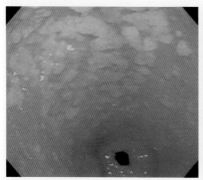

图 13-128 化生性胃炎
胃窦可见褪色及白色的小扁平隆起，是萎缩的胃黏膜发生肠上皮化生。

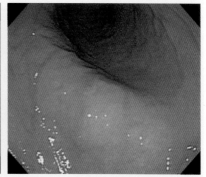

图 13-129 浅表性胃炎（superficial gastritis）
胃体大弯可见数条长线状发红（梳状发红）区域。

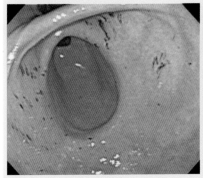

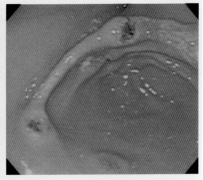

图 13-130   出血性胃炎
胃窦散在不伴有糜烂的黑褐色出血斑。

图 13-131   急性胃粘膜病变
AGML（acute gastric mucosal lesion）
胃窦可见附着凝血块的多发性糜烂。

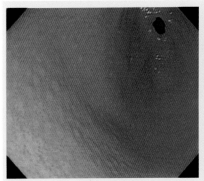

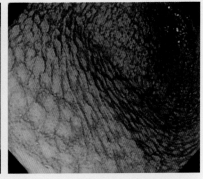

图 13-132   鸟肌胃炎（goose-flesh-like gastritis）
胃窦可见弥漫性略褪色的微细颗粒状隆起。

图 13-133   图 13-132 的靛胭脂喷洒像
可见中央伴有微小凹陷的白色颗粒状隆起。

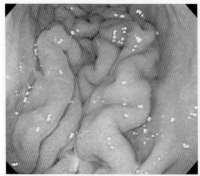

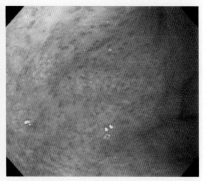

图 13-134　巨大皱襞症（giant fold）
胃体大弯的皱襞显著肥大。

图 13-135　充血性胃病 [鱼卵样胃
炎（congestive gastropathy）]
胃体上部好发的弥漫性点状红斑，
多因门脉高压淤血引起。

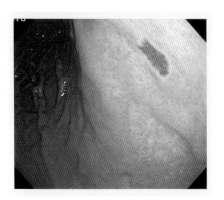

图 13-136　血管瘤 [毛细血管扩张
症（angiodysplasia）]（太阳红斑）
因毛细血管扩张而发红，周围伴有白
晕，也叫太阳红斑。

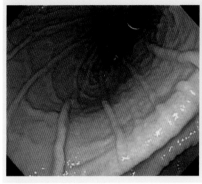
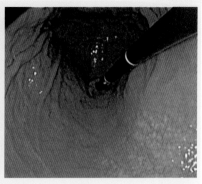

图 13-137 闭锁型腺分界线（Ⅰ型）
胃角 – 胃体大弯仰视像，基本看不到萎缩（C-Ⅰ）。

图 13-138 闭锁型腺分界线（Ⅱ型）
胃部 – 胃体小弯仰视像，可见轻度萎缩（C-Ⅱ）。

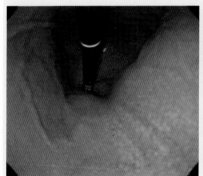
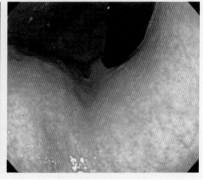

图 13-139 开放型腺分界线（Ⅰ型）
胃体小弯仰视像，可见黏膜萎缩至贲门（O-Ⅰ）。

图 13-140 开放型腺分界线（Ⅲ型）
胃体小弯仰视像，可见包括贲门部的广泛萎缩（O-Ⅲ）。

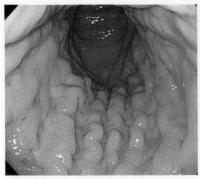

图 13-141 4 型胃癌（linitis plastica type）
可见胃体部大弯为中心广泛的胃壁伸展不良，以及僵直的恶性浮雕样改变。

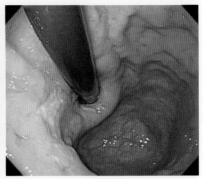

图 13-142 4 型胃癌（linitis plastica type）
翻转观察可见胃体上部后壁有不规则凹陷的原发灶。

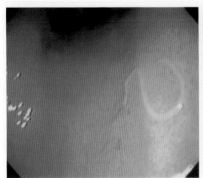

图 13-143 异尖线虫病（anisakiasis）
在胃体部小弯可见白色透明的线状虫体。吃生鱼后异尖线虫虫体刺入胃壁的图像。

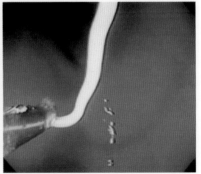

图 13-144 异尖线虫病
处理用内镜摘除即可，最好夹住虫体靠近刺入胃壁的部位。

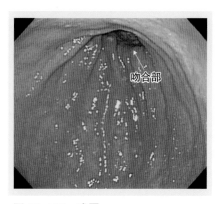

图 13-145　残胃
幽门侧胃切除术后的内镜图像，箭头所示为与十二指肠的吻合部。

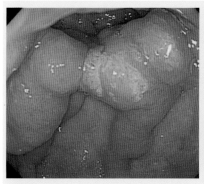

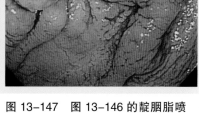

图 13-146　GCP（gastritis cystica polyposa）
在残胃吻合部可见蝴蝶幼虫样隆起。

图 13-147　图 13-146 的靛胭脂喷洒像

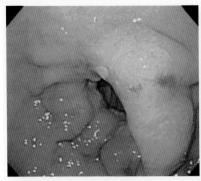
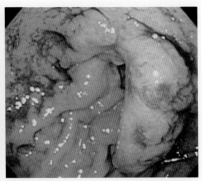

图 13-148　残胃癌（隆起型）
吻合部可见全周性的黏膜不整及结节
状肥厚。

**图 13-149　残胃癌（隆起型-靛胭
脂喷洒像）**

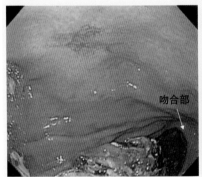

吻合部

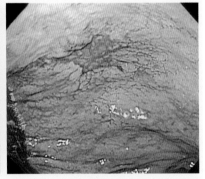

图 13-150　残胃癌：0Ⅱc 型
残胃的胃体上部前壁可见易出血性
浅凹陷型病变。

图 13-151　残胃癌：0Ⅱc 型
图 13-150 的靛胭脂喷洒像，色素喷
洒后描绘出边界清晰的不规则凹陷型
病变。

❸ 十二指肠（图 13-152 至图 13-169）

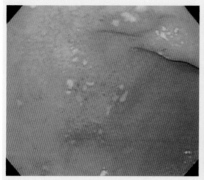

图 13-152　十二指肠炎
十二指肠球部可见多发性糜烂。

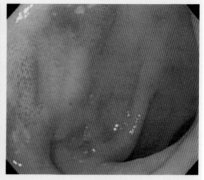

图 13-153　十二指肠溃疡+十二指肠炎
球部前壁 7 点方向可见活动期溃疡，周围可见发红的糜烂。

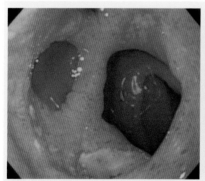

图 13-154　多发性十二指肠溃疡
6 点方向可见活动期溃疡，1 点方向可见愈合过程中的溃疡，小弯侧可见假憩室。

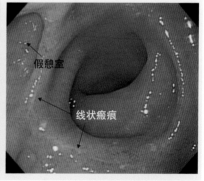

假憩室

线状瘢痕

图 13-155　十二指肠线状溃疡瘢痕
多发性线状溃疡瘢痕引起球部高度变形，形成假憩室。

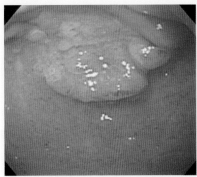

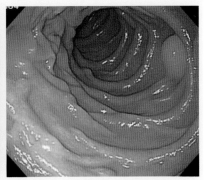

图 13-156 淋巴滤泡增殖症（lymphoid hyperplasia）
十二指肠球部的球底附近可见正常色调的平盘状隆起。

图 13-157 十二指肠降部的 SMT
十二指肠降部 3 点方向可见覆盖正常黏膜的半球状隆起型病变。

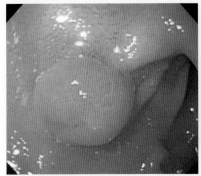

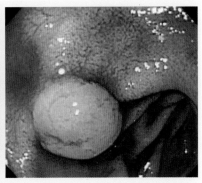

图 13-158 十二指肠 Brunner 腺增生（hyperplasia of Brunner's gland）
是在十二指肠多发的隆起型病变，由黏膜固有层或黏膜下层分布的 Brunner 腺增生组成。

图 13-159 图 13-158 的靛胭脂喷洒像

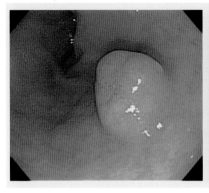
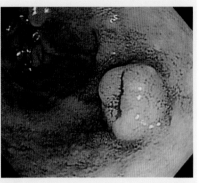

图 13-160 十二指肠类癌（carci-noid tumor）

十二指肠球部可见顶端伴有脐样凹陷的隆起型病变。球部是类癌的好发部位。

图 13-161 图 13-160 的靛胭脂喷洒像

色素喷洒后，顶部的脐样凹陷更加清晰。

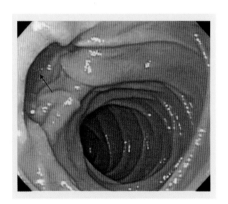

图 13-162 十二指肠球部憩室

十二指肠降部内侧可见憩室。

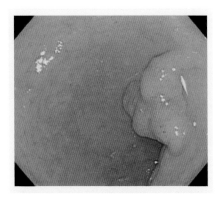

图 13-163 十二指肠球部癌（O IIa 型）

十二指肠球部可见淡淡发红的结节状隆起。十二指肠球部的癌非常少见。

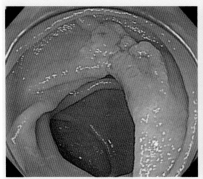

图 13-164 十二指肠降部的早期癌（O IIa+IIc 型）

十二指肠降部的 Kerckring 皱襞上 1 点方向可见褪色的 IIa+IIc 型病变。

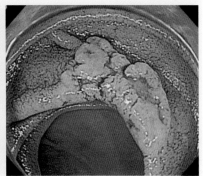

图 13-165 图 13-164 的靛胭脂喷洒像

喷洒色素后，病变的凸凹更加清晰。

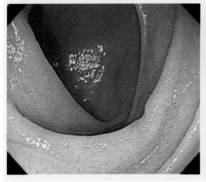

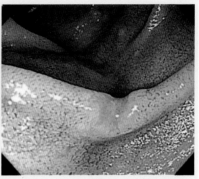

图 13-166　十二指肠降部的早期癌（0Ⅱc 型）

画面的 5 点方向，十二指肠降部 Kerckring 皱襞上可见发红的小凹陷。

图 13-167　图 13-166 的靛胭脂喷洒像

喷洒色素后，凹陷所见更加明了。

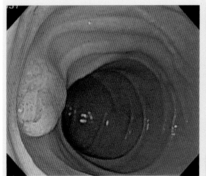

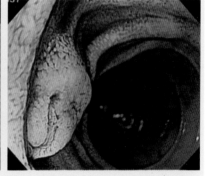

图 13-168　乳头部癌

9 点方向可见伴有表面黏膜及色调异常的肿大 Vater 乳头。

图 13-169　图 13-168 的靛胭脂喷洒像

通过色素喷洒，清楚地描绘出表面的黏膜不整。